언어재활사는 이렇게 일한다

언어재활사는 이렇게 일한다

우정수 지음

병원으로 출근하는 사람들 ③

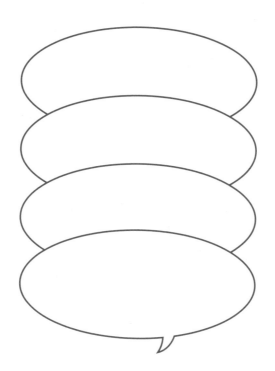

청년의사

이 일을 시작하는 사람들에게

언어재활사라는 직업에 관심 있는 사람들을 위해 이 책을 썼다. 책을 읽고 이 일에 도전해봐야겠다고 생각하는 사람도 있을 테고, 나는 못 하겠다 싶은 사람도 있을 것이다. 나는 이 책에서 언어재활사를 핑크빛으로 그리지 않았다. 아니, 오히려 힘든 점을 더 많이 부각한 것 같다. 이 책이 언어재활사 공부를 시작하려고 하는 이들 중 상당수를 포기시킬지도 모르겠다.

이 책에 쓴 언어재활사의 모습은 내가 바라본 나의 생각이다. 만일 다른 언어재활사 선생님이 이 책을 썼다면 나와는 다른 색깔과 다른 관점으로 이 일을 그려주었을 것이다. 함께 일하는 한 선생님은 전직 스튜어디스였는데 아이를 낳고 싶어서 그 일을 그만두고 언어재활사가 되었고, 육아를 병행할 수 있는 이 직업에 너무나 만족한다고 한다. 경찰이 되고 싶었던 20대 후반의 한 선생님은 전반적으로는 만족하지만 다른 직업을 가진 친구들과 비교할 때 가끔 회의감이 든다고 말하기도 한다.

어떤 직업이든 각자의 상황과 처지에 따라 만족도가 다르겠지만, 내가 이 일의 좋은 점보다 현실적인 문제를 더 많이 쓴 이유는 간단하다. 언어재활사란 직업에 관심을 둔 사람들이 깊이 생각해보지 않은 채 이 일에 뛰어들지 않기를 바라는 마음에서다. 내가 언어재활사 직업을 선택하기 전에 이런 책을 읽었다면 나는 지금 이 자리에 없었을 수도 있겠다는 생각도 든다. 그만큼 15년이 넘는 긴 세월 동안 후회도 많았고 눈물도 많았다.

그럼에도 지금은 내가 언어재활사라는 점이 자랑스럽고 때로는 행복하다. 종종 느끼는 어려움은 그 어떤 직업을 가졌어도 느꼈을 정도의 고통일 것이다. 누군가의 인생에 큰 변화를 만들어줄 수 있다는 것만으로 이 직업을 선택할 이유는 충분하다고 생각한다. 다만 내가 쓴 기쁜 일들이 본인에게도 기쁜 일인지, 언어재활사 직업의 고충을 감당할 수 있는 것인지, 하나하나 잘 생각해보고 언어치료의 문을 두드리기를 바란다.

언어재활사
우정수

제1장

언어재활사,
침묵에서 소통으로 이끄는 조력자

제2장 병원에서의 첫걸음 그리고 언어재활사로서의 10년

제3장 낯선 땅에서의 한 걸음, 치료사로서의 큰 도약

제4장 유튜브와 코로나19, 그리고 한국 언어치료의 변화

제5장 언어재활사, 어떤 곳에서 어떻게 일할까?

제6장 언어재활사의 직업병과 여러 어려움

(제1장)

언어재활사,

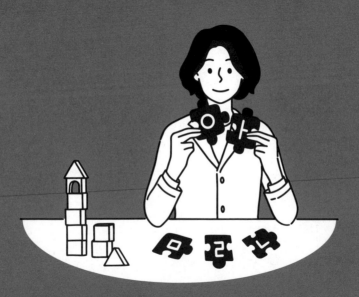

침묵에서 소통으로 이끄는
조력자

우연한 선택으로 바뀌게 된
나의 미래

"무슨 일을 하시나요?"

"언어재활사로 일합니다."

"네? 언어, 뭐라고요?"

"언어재활사라고…."

"그거 뭐, 심리치료 같은 건가요?"

"아, 그게 아니라…."

언어재활사라는 직업을 갖게 된 이후 내 직업을 소개하기 위해 미리 긴 설명을 하는 것이 일상이 되었다. 그리고 때로는 내가 이 일을 시작한 이유까지 구구절절 설명해야 하기도 했다.

대학을 졸업하고 직장생활을 한 지 3년. 나는 남들과 다른 특별한 직업적 열정을 가졌거나 특별한 목표를 찾는 사람은 아니었다. 그저 평범하게 직장생활을 하다가 언젠가 결혼하고 일을 그만두겠지, 하는 마음으로 하루하루를 보냈다. 그리고 그해 12월 24일, 크리스마스 전날에 나는 실연을 당했다. 처음 겪는 실연은 아니었지만 20대의 마지막에 이르러서 혼자가 됐다는 생각에 그해 겨울의 이별은 유독 잔인했다. 당시만 해도 서른 살이 넘을 때까지 결혼을 못 한다는 것은, 적어도 내 주위 사람들 사이에서는 뭔가 잘못된 상황으로 받아들여졌다. 나는 내가 앞으로 남은 삶을 혼자 살게 될지도 모른다는 막연한 공포에 휩싸였다.

같은 상황에서 어떤 사람은 더 열심히 소개팅을 하며 결혼의 가능성을 높일 것이다. 하지만 나는 부정적인 시나리오를 선택했다. 결혼을 못 할 경우를 대비하기 시작한 것이다. 나는 나이 들어서도 계속해나갈 수 있는 직업을 찾기 시작했다.

물론 새로운 직업을 찾은 이유가 단순히 실연 때문만은 아니었다. 나쁘지 않은 대학의 영어영문학과를 졸업하고도 일반 회사에서 그저 그런 사무직으로 별다른 보람도 없이 일해왔던 것에 대한 회의감도 컸다. 나의 재능을 발견하고 싶고, 열정적으로 일할 수 있는 직업을 찾고 싶다는 열망은 내 마음속 한구석에 항상 존재했다. 지금 돌이켜보면, 만일 그때가 아니라 그다음 해에 남자친구와 이별했다면, 혹은 그와 이별하지 않고 결혼이라도 했다면 새로운 직업을 찾겠다는 용기를 내진 못했을 것 같다.

나는 20대 후반에 괜찮은 직업을 갖기 위해서는 현실적으로 공부를 새로 하는 수밖에 없다고 생각했다. 그래서 남들이 선망하는 몇 가지 직업을 꼽아봤다.

처음 떠올린 직업은 학교 선생님이었다. 학부 때 교직과목을 이수했다면 가능했겠지만, 안타깝게도 그때는 교사가 되고 싶은 생각이 없었다. 변호사? 법학과 전공책을 몇 권 읽어보았지만 '가, 은, 와, 있다'와 같은 조사와 종결어미를 제외하고는 온통 한자로 된 책을 공부할 자신이 없었다(당시는 로스쿨이 없던 시절이었다). 회계사? 수학은 꽤 좋아했지만, 온종일 누군가의 장부를 보는 일이 내게 썩 맞을 것 같지는 않았다.

그럼… 의사? 나는 평소 해부학이나 인체 관련 공부를 해보고 싶었다. 미래도 보장되어 있고, 할 수만 있다면 가장 해보고 싶은 직업이었다. 하지만 고3 때도 못 들어간 의대를 이 나이에 수능 봐서 간다는 게 가능할까?

한 의대 홈페이지를 보면서 한숨을 쉬던 나는 홈페이지 하단에 있던 '언어치료학과' 배너를 보게 되었다. 언어치료학과? 언어를 치료하는 일일까? 호기심에 배너를 클릭했다. 그리고 언어치료와 언어재활사에 대한 설명을 읽었다. 언어재활사. 태어나서 처음 들어보는 직업이었다. 궁금증을 이기지 못한 나는 바로 친한 의사 선생님께 전화했다. 당시 의료선교회에서 봉사하며 알게 된 현직 의사분이었다. 마침 그분이 재활의학과에 근무하고 계셔서 언어재활사와 종종 마주칠 일이 있는 덕분에 약간의 정보를 얻을 수 있었다.

나중에야 안 사실이지만, 그 당시에는 의사들조차 언어재활사와 일하는 경우가 흔하지 않았다. 지금 돌이켜보면 내가 알던 의사가 마침 언어재활사와 매일 일하는 분이었다는 것은 이 길로 가기 위한 하나의 안내판 같은 게 아니었을까 한다. 어떤 이들에게는 그것이 우연 혹은 운명일 것이고 나에게는 하나님의 인도하심이었다.

나는 다음 날 바로 서점에 가서 《의사소통장애》*라는 책을 샀다. 이 책은 당시에 내가 한국에서 구할 수 있었던 유일한 언어치료 관련 도서였다. 생소한 해부학 용어와 어려운 언어장애 전공 이론을 채 10%도 이해하기 어려웠지만 강한 호기심으로 반복해서 몇 번을 읽었다. 하지만 이것만으로는 언어재활사가 정확히 무슨 일을 하는 직업인지 이해하기 어려웠다. 인터넷으로 찾아봐도 이 직업에 대한 정보가 턱없이 부족하던 때였고, 이 일을 하는 사람을 쉽게 만날 수도 없어서 모든 것이 막연했다.

그때 나에게 또 하나의 기회가 찾아왔다. 어느 날, 출근하다가 길에 걸린 플래카드를 보았다. 내가 다니던 회사 근처에 덕성여대 평생교육관이 있었는데, 그곳에서 마침 언어치료 관련 특강을 한다는 것이다! 그걸 보면서 '정말 나더러 언어재활사를 하라는 뜻일까?' 하는 생각마저 들었다. 퇴근하고 부랴부랴 그 특강을 들으러 갔고 강의를 들으면서

---

* M. N. Hegde 저, 성철재·이숙향 등 역, 학지사, 1995.

언어재활사라는 직업에 한 발 더 다가섰다. 강의 내용이 무엇이었는지 정확히 기억나지는 않지만, 나중에 내가 언어재활사가 되기 위해 대학원에 갔을 때 강의해주신 교수님이 그때의 그 강사분이셨다.

이후에도 나를 언어재활사의 길로 안내하는 보이지 않는 손길은 계속되었다. 나는 한 인터넷 카페에서 언어치료 소모임을 찾아냈고, 그 모임은 내가 언어치료학 관련 대학원 진학을 결심하게 된 결정적인 계기가 되었다. 이 모임은 현직 언어재활사로 일하던 한 치료사가 운영하는 스터디 모임이었다. 이 오프라인 스터디에 나가 현직 언어재활사와 언어재활사 지망생들과 이야기 나누고 함께 공부하면서, 나는 더욱더 이 직업에 대해 확신하게 되었다. 그때 함께 스터디했던 사람들이 "선생님은 정말 이 직업에 잘 어울릴 것 같아요"라고 해준 말이 나에게 큰 용기가 되었다.

그리고 그다음 해인 2004년, 나는 많은 고민 끝에 결국 다니던 직장을 그만두고 연세대학교 대학원 언어병리학과에 들어갔다.

+++

나의 우연한 선택들이 아니었다면 지금 이 책을 쓰고 있는 사람은 내가 아닌 다른 누군가였을 것이다. 그게 이 책을 읽는 독자들에게 불행일지 행운일지는 모르겠지만, 이 글을 통해 많은 이들이 언어재활사에 대한 정보를 얻고 더 나아가 용기도 얻을 수 있기를 바란다.

매력적인 직업,
언어재활사

　내가 20대 후반에 이 직업을 선택하고 공부를 시작한 건 앞서 언급했듯이 아주 거창한 이유 때문은 아니었다. 당시에는 지금보다 여성의 근무 환경이 더 열악해서 특별한 기술이나 재능이 없으면 나 같은 평범한 회사원으로 일할 수 있는 잉여 인력은 차고 넘쳤다. 언제든지 결혼과 출산으로 대체될 수 있는 그런 존재였다. 서른이란 나이에 두 번째 직업을 선택해야 했던 나는 자연스럽게 나이와 상관없이 일할 수 있는 직업을 찾았다.

　언어재활사는 개인의 여건에 따라 풀타임으로 일할 수도 있고, 원한다면 시간제로도 일할 수 있어서 결혼과 육아를 하는 여성에게 좋은 조건으로 여겨졌다. 혹여 몇 년간 일을 쉬게 되어도 재취업이 어렵지 않아서 경력 단절로 어려움을 겪는 여성들에게는 굉장한 장점이 된다. 또한 아동의 언어치료와 같은 분야에서 일하게 된다면 결혼과 육아라는 경험이 오히려 값진 공부가 될 수 있는 보기 드문 직업이다. 스스로 능력을 향상하고 일할 여건만 된다면 직장인처럼 퇴직을 강요받지 않아도 되고, 여성이라는 점이 오히려 경쟁력이 될 수 있다. (늦은 나이에 결혼하면서 나는 일과 결혼생활을 병행할 수 있는 이 직업의 장점을 더욱더 실감하고 있다.) 이러한 장점이 내가 언어재활사에 관심을 가지게 된 첫 번째 계기가 되었다. 물론 언어재활사가 여성에게만 좋은 직업이라는 뜻은 아니다. 직업 특성상 여성이 차별받지 않고 남성과 대등하게 일할 수 있다는 뜻이니 오해가 없길 바란다.

언어재활사의 두 번째 장점은 여러 사람과 같은 공간에서 일해야 하는 사무실과는 달리, 치료 업무 과정에서 독립적인 시간, 독립적인 공간을 제공받는다는 점이다. 일할 때 혼자서 조용히 연구하거나 사고하기를 좋아하는 사람에게는 이 직업의 근무 환경이 잘 맞을 수 있다.

반면 사람들과 어울리는 것을 좋아하는 사교적인 성격이라면 이런 독립적인 근무 환경이 다소 외롭고 고독하게 여겨질 수도 있다. 보통은 큰 병원이라도 여러 명의 언어재활사를 두는 경우는 드물다. 따라서 일하면서 느끼는 힘겨운 과정도 또 일에 대한 보람도 대부분 환자와 나와의 지극히 개인적인 경험이 되곤 한다. 혼자 오래 일하다 보니 독립적으로 일하는 걸 좋아하는 나조차도 가끔은 고독하다는 생각이 들 정도다.

세 번째 장점은 언어재활사가 되기 위해 언어병리학(혹은 언어치료학)이라는 아주 매력적인 학문을 공부하게 된다는 점이다. 언어병리학은 언어학, 교육학, 의학, 심리학 등 여러 기초 학문이 합쳐진 병합 학문이다. 나는 학부에서 영어영문학과를 졸업한 덕분에 다행히도 언어학에 대한 지식이 어느 정도 있었고, 평소 뇌와 언어와의 관계 혹은 인지능력과 언어와의 관계에 관심도 많았다. 이런 나의 관심은 대학원에서 공부하는 데에도 도움이 되었지만, 임상에서 언어지연이 있는 아동들의 인지프로세스와 언어와의 관계를 분석하고 언어지연의 원인을 찾는 데에도 많은 도움이 되었다.

　의학이나 해부학도 공부해보고 싶은 분야였다. 각종 병증과 장애 그리고 증후군을 공부하고 치료에 적용하며 실질적인 성과까지도 내는 이 일은 사무실에서의 무의미한 서류 업무에 지쳤던 나에겐 정말 매력적이었다.

　이처럼 언어학이나 의학, 교육학, 심리학 등에 관심이 있는 사람들에게 언어병리학은 열정을 가지고 연구해볼 만한 가치가 있는 분야일 것이다.

　마지막으로, 내가 생각하는 이 직업의 또 다른 매력은 '실용성'에 있다. 많은 기초학문과 위대한 탐구 영역들이 반드시 우리의 실생활과 연결되는 건 아니다. 물론 실제로 쓰이지 않는다고 가치가 없는 것은 아니지만, 개인적으로 나는 오늘 배워서 내일 사용할 수 있는 실용적인 학문을 좋아한다.

너무 거창한 표현일 수도 있지만 누군가의 의사소통 문제를 다루는 언어재활사는 자신이 공부하고 연구한 지식으로 어떤 이의 삶을 바꿀 수도 있는 직업이다. 물론 언어재활사로 일하는 긴 세월 동안 항상 이 직업에 만족했던 것은 아니다. 그럼에도 오랫동안 버텨올 수 있었던 가장 큰 이유가 바로 이것이었다. 내가 기울인 노력으로 누군가 새로운 오늘을 살 수 있고, 새로운 미래를 살아갈 수 있다는 것. 나를 붙들고 감사의 말을 하며 눈물 흘리는 아이 부모님을 마주할 때나, 오랫동안 변하지 않던 아이가 마침내 첫 단어를 뱉었을 때 나도 모르게 눈시울이 붉어지는 경험을 한다.

　　물론 이런 경험이 매일, 매주 혹은 매달 일어나는 것은 아니다. 오히려 전혀 변할 것 같지 않은 아이들을 매일매일 지켜보면서 마음의 무거운 짐과 무기력을 느끼는 날이 더 많다. 하지만 한 번씩 찾아오는 이 마법 같은 순간에 느끼는 감격 때문에 지금까지 이 일을 그만두지 못했고, 오늘도 내가 여기에 있는 것 같다.

언어재활사란
어떤 직업인가?

언어재활사를 영어로는 'Speech and Language Pathologist(SLP, 언어병리학자)' 혹은 'Speech Therapist(언어치료사)'라고 한다. 우리나라도 보건복지부에서 2014년에 명칭을 개정하기 전까지는 '언어치료사'라고 했다.

그나마도 잘 알려지지 않았던 때라서 2003년에 처음 알게 될 때까지 나는 태어나서 한 번도 이 직업에 대해 들어보지 못했고, 학교 다닐때 적는 장래 희망 리스트에도 한 번을 등장하지 않았던 그런 생소한 직업이었다.

그도 그럴 것이 언어치료의 역사는 한국에서뿐만 아니라 외국에서도 비교적 짧은 축에 속한다. 영국에서는 1894년에 존 와일리(John Wylie)의 책을 통해 언어치료가 대중들에게 알려지기 시작했으며, 미국에서

는 1920년대 제2차 세계대전으로 인해 뇌손상 환자가 증가하면서 언어
치료가 활발하게 일어나기 시작했다.

한국에서는 1980년대에 언어학 전공으로 유학 중이던 이승환 선생
이 이 학문을 접하고 최초로 한국에 들여온 것으로 알려졌다. 1986년
에는 이승환 선생을 필두로 한국언어병리학회(현 한국언어재활사협회)가
창립되기도 했다.

이 직업에 대한 이해를 돕기 위해 언어재활사가 등장하는 대중문화
콘텐츠를 몇 가지 소개하고 싶다. 언어재활사가 대중에게 소개될 기회
는 비교적 많지 않았지만, 톰 후퍼 감독의 〈킹스 스피치〉라는 영화와
장 도미니크 보비의 《잠수종과 나비》라는 회고록에서 언어재활사의 역
할을 꽤 자세하게 기술하고 있다.

〈킹스 스피치〉

먼저 〈킹스 스피치〉는 제2차 세계대전 당시 말더듬(Stuttering)*이 있던
영국 국왕, 찰스 2세의 일대기를 다룬 작품이다. 이 영화는 말더듬이라
는 핸디캡 때문에 한때 왕위 계승조차 포기했던 찰스 2세가 언어재활사
를 만나면서 자신의 장애를 마주하고 극복하는 과정을 그리고 있다.

---

* 특정 소리나 음절을 빠른 속도로 반복하거나 지연하는 증상이 나타나는 언어 유창성장애(Fluency
  Disorders)의 일종.

지금도 마찬가지지만 당시 영국은 총리가 실질적인 정치를 하고 국왕은 하나의 상징적인 의미로 존재했다. 그런 국왕에게 연설로 국민을 독려하는 일은 가장 중요한 업무 중 하나였다. 전쟁으로 상심한 국민을 연설로 위로해야 했던 그의 위치와 더불어, 상대국 지도자인 히틀러가 연설의 달인이었다는 사실을 생각하면 찰스 2세가 느꼈던 압박은 상상을 초월하는 것이었다. 이 때문에 찰스 2세는 말을 더듬는다는 이유만으로 한때 왕위계승 서열에서 제외되기도 했다.

찰스 2세가 왕위에 오른 이후, 그의 국정연설을 함께하며 연설 때마다 말을 더듬지 않도록 조력했던 사람이 바로 영국의 언어재활사(Speech and Language Therapist), 라이오넬 로그였다. 로그는 장애를 치료하는 치료사였을 뿐 아니라 찰스 2세의 고통스러운 어린 시절 상처를 어루만져 주는 친구였다. 또한 국정연설의 감동이 영국 시민들에게 전해지도록 도와준 훌륭한 동료였으며, 나아가 국왕에게 작위를 받을 정도로 신임을 받는 신하이기도 했다.

영화 속에는 현재도 말더듬 치료법으로 사용되는 많은 치료법이 등장한다. 언어재활사의 노력으로 인해 한 사람의 삶이 어떻게 달라질 수 있는지를 잘 담아낸 영화이다.

《잠수종과 나비》

언어재활사를 다룬 또 다른 대중문화가 《잠수종과 나비》이다. 이 책은 세계적으로 유명한 〈Elle〉 매거진의 편집장이었던 잠 도미니크 보비의 회고록이다.

그는 어느 날 뇌졸중으로 쓰러졌는데, 다시 일어났을 때는 왼쪽 눈꺼풀 외에는 아무것도 움직일 수 없는 잠금증후군(Locked-in syndrome)*을 진단받는다. 도미니크의 재활 과정에서 프랑스 언어재활사(Speech and Language Pathologist)인 상드린느는 그가 눈꺼풀을 깜박이는 횟수로 알파벳을 만들어 다른 사람과 소통할 수 있게 해주었고, 마침내 이 책이 세상에 나오게 되었다.

> …명찰에는 언어장애치료사라고 적혀 있지만, 수호천사라고 읽는 편이 더 잘 어울린다. 내게 의사소통 체계를 마련해준 사람이 바로 상드린드, 그녀가 아니었다면 나는 벌써 오래전에 세상으로부터 완전히 격리되었을 것이다. (중략) 상드린느가 병실 문 안으로 들어와서 느끼는 위안감은 말로 이루 표현하기 어려울 정도이다. 내 몸을 항상 옥죄고 있는 보이지 않는 잠수종이 어느 정도 느슨하게 풀어지는 느낌이다.
>
> -《잠수종과 나비》** 중에서

도미니크의 글은 우리에게 사람과 소통할 수 없는 그의 갑갑함을 알려주는 동시에 그런 도미니크에게 언어재활사가 얼마나 중요한 존재였

---

* 의식은 있지만 전신마비로 인하여 외부 자극에 반응하지 못하는 상태.
** 장 도비니크 보비 저, 양영란 역, 동문선, 1997, 61~63.

는지를 생생하게 전해준다. 도미니크는 후에 언어재활사와 함께 일부 알파벳을 입으로 발음하는 데 성공하기도 했다고 한다. 누군가에게는 별다른 의미가 없을 그 일이, 잠수종에 갇힌 듯 살아가는 도미니크에게 는 나비처럼 날아가는 아주 행복한 순간으로 묘사되어 있다.

✦✦✦

지금까지 소개한 영화와 책에서처럼, 언어재활사는 세상과 단절된 누군가가 자신을 더욱 표현하고 소통할 수 있도록 도와주는 사람이라 고 생각하면 된다.

언어재활사에 대한 좀 더 공식적인 정의를 인용해보면 다음과 같다.

> 언어재활사는 '생애 전반에 걸쳐 나타날 수 있는 말, 언어, 의사소통의 문제를 진단평가, 중재, 예방하는 전문가로 부모나 보호자 및 관련 전 문가와 협력을 통해 개별화된 언어재활서비스를 제공하는 전문인'으 로 정의된다.***

> 언어재활사란 생에 발생할 수 있는 의사소통의 어려움이 있는 대상자 들의 중재와 재활을 담당하는 전문가를 말한다.****

*** 김영태·김재옥 외, 〈델파이 조사를 통한 언어재활사 직무분석 연구〉, 언어치료연구, 2014:23(3): 147~162.
**** 한국보건의료인국가시험원 홈페이지.

언어재활사에 대한 이런 설명을 보다 보면 '과연 의사소통의 문제란 무엇인가?'에 관한 궁금증이 생길 것이다. 의사소통의 문제 혹은 장애라는 것은 기나긴 설명이 필요한 전문 영역이지만, 쉽게 옮겨보면 다음의 여섯 가지로 요약할 수 있다.

- 목소리가 잘 나오지 않아서 말하기 어려운 문제(음성장애)
- 아이들의 언어발달이 늦어지는 문제(언어발달장애)
- 발음이 좋지 않아서 타인에게 의미를 전달하기 어려운 문제(조음음운장애)
- 뇌손상이 있는 성인에게서 나타나는 언어와 발음의 문제(신경말언어장애)
- 말을 자주 더듬어서 말을 이어가기 어려운 문제(유창성장애)
- 귀가 들리지 않아서 언어를 배우는 데 어려움이 있거나, 대화에 어려움이 있는 문제(청각장애)

장애의 각 영역은 더 많은 하위 분야로 나뉘고, 그 안에서도 무수히 많은 하위 영역으로 나뉜다. 학문적 정의는 아니지만 이러한 장애 영역을 업무에 따라 '아동을 치료하는 영역'과 '성인을 치료하는 영역'으로 나누기도 한다.

언어재활사가 다양한 의사소통 문제를 다룰 수 있다는 것은 임상에 나갔을 때 자신의 흥미와 재능에 맞는 영역을 선택할 수 있다는 장점이 된다. 같은 치료사지만 성인을 치료하는 언어재활사에게 요구되는 자질과 아동을 주로 만나는 언어재활사에게 필요한 능력이나 자질은 다를 수 있기 때문이다.

이것은 기본적으로 방대한 언어치료 영역을 모두 공부해야 언어재활사가 될 수 있음을 의미하기도 한다. 학사 또는 석사를 졸업하고 어떤 길을 가게 되든지, 일단 학교에 다니는 동안에는 모든 장애와 관련된 이론과 치료법을 자세히 공부하고 숙지해야만 해서 방대한 학습량에 압도당할 때도 있다. 가끔 자녀들을 위해서 언어재활사가 되겠다며 입학한 부모 중에서, 자녀의 문제와 전혀 관계없는 수십 가지 장애와 증상 그리고 치료법을 공부하며 버거워하는 이들을 종종 보았다.

나 또한 학부와 다른 전공을 했기 때문에 대학원에서 2년이란 짧은 시간 안에 많은 양의 공부를 하는 것이 절대 쉽지 않았다.

언어재활사의 분야와
각 분야에서 하는 일

이 책 한 권으로 언어재활사의 모든 분야를 상세히 안내할 수는 없겠지만 분야마다 요구되는 능력과 자질에 대해 간략하게라도 다뤄보면 좋을 듯하다. 지금부터 언어재활사의 분야를 크게 다섯 가지, 즉 음성장애, 언어발달장애, 조음음운장애, 신경말언어장애, 그리고 기타로 나눠서 하나씩 살펴보자(단, 이러한 분류와 순서는 설명을 위해 임의로 나눈 것이어서 언어병리학 개론의 분류와는 약간의 차이가 있을 수 있다).

음성장애 분야

자신이 음성장애를 중재하는 치료사로 일한다고 가정해보자. 음성장애 분야는 사람의 목소리를 내는 기관인 성대(vocal fold)의 손상 때문에 목소리에 이상이 온 사람들을 치료하는 분야다. 음성치료를 받는 이들 중에는 성악가나 가수 그리고 학교 선생님같이 전문적으로 목을 쓰는 사람들도 있고, 직업적으로 목을 쓰지는 않지만 제대로 된 목소리가 나오지 않아서 일상생활에 어려움을 느끼는 사람들도 있다.

음성장애를 잘 이해하고 치료하기 위해서는 먼저 말과학과 음성학 같은 기초학문 지식이 필요하다. 소리의 파형, 주파수, 공명, 포먼트 등의 개념을 이해해야 하는데, 문과를 졸업한 나에게는 이런 학문에 대한 이해가 쉽지 않았다. 반면 물리학을 전공했던 한 대학원 동기는 다른 동기들보다 음성장애를 더 빨리 이해했던 것으로 기억한다.

또한 성대와 후두 근육 및 신경의 해부학적인 지식을 비롯해 성대결절, 폴립, 변성발성장애, 성대구증(bowing) 등 성대 질환에 대한 의과적인 지식들을 잘 이해하고 활용할 수 있어야 한다. 비디오스트로보스코비(Videostroboscopy)* 같은 의료기기와 음성분석기(MDVP)**, 공기역학평가기(PAS), 비음측정기(Nasometer, 나조미터)***와 같은 기기를 사용하여 환자의 음성 문제를 진단·치료하는 숙련된 기술도 요구된다.

* 성대 진동을 볼 수 있는 작은 카메라.
** 주파수와 성대 진폭을 분석하는 기기.
*** 환자의 콧소리 정도를 측정하는 기기.

음성분석기나 비음측정기 같은 장비들은 몇 번 다루어보면 곧 익숙해지므로 검사하는 것 자체가 어렵다기보다는 환자의 증상과 비교해서 자료를 분석하고 해석하는 것이 어렵다고 할 수 있다. 다만 비디오스트로보스코비는 입안으로 작은 카메라를 넣어서 성대의 움직임을 보는 검사다 보니 다루는 데 익숙해지기까지 시간이 걸린다.

국립암센터 이비인후과에서 일했을 때는 하루에도 10명 넘게 이 검사를 했다. 카메라를 넣어도 소리 내는 방식에 따라 성대가 잘 보이지 않을 수도 있어서 환자에게 정확한 지시를 내려야 하고, 사람에 따라 구토반사가 있기도 해서 처음 두세 달은 검사하는 데 많은 애를 먹었다. 카메라를 직접 내 입속으로 넣어보면서 감각을 익혔는데 나도 구토반사가 심해서 환자들이 구토하는 증세를 이해하는 데 많은 도움이 됐다. 6개월쯤 지나니 검사받는 사람이 구토하는 중에도 순식간에 카메라를 넣어서 빠르게 검사하는 스킬이 생겼다.

이비인후과 내의 언어치료실 혹은 음성치료실에서 근무하게 되므로 진단과 수술적 조치를 담당하는 의사와의 협업도 요구된다.

주로 인지와 언어능력이 정상인 성인 환자들을 위해 전문적이고 차분하게 설명할 수 있는 능력도 필요하다. 성대결절, 폴립과 질환에 대한 진단과는 별개로 환자 음성 사용의 문제를 찾아내고, 환자가 음성을 잘못 사용할 때 이를 정확하게 짚어낼 수 있는 숙련됨이 요구되는 분야이다. 나에게 음성치료를 가르쳐주셨던 선생님은 환자의 음성을 들으면 성대 움직임이 머릿속에 바로 떠오르고, 때로는 자신의 성대도 환자와 함께 움직이기도 한다고 말씀하셨다. 초보 치료사가 이러한 숙련됨을 갖추기까지는 시간이 필요하기에 어렵게 느껴질 수도 있지만 성향에 잘 맞는다면 꽤 매력적이고 흥미로운 분야가 될 수 있다.

음성클리닉에서 1년 정도 일해본 나의 경험으로는 매시간 장난감을 넣고 빼고 종이를 자르고 붙이는 등 번거로운 작업을 하게 되는 아동 분야에 비하면, 성인을 주 대상으로 하는 음성장애 분야는 가장 군더더기 없이 깔끔하게 치료 준비를 할 수 있는 분야가 아닐까 싶다.

언어발달장애 분야

두 번째로 나처럼 아동의 언어발달 문제를 치료하는 언어재활사가 있다. 사실 언어재활사 중 가장 많은 수가 아동 언어발달장애와 조음음운장애를 치료하는 분야에서 일한다. 이 분야에서 일하기 위해서는 아동의 언어발달 과정과 더불어 전반적인 발달 과정을 이해해야 하며 국어 품사, 문장 성분 등의 문법은 물론 의미론, 화용론과 같은 언어학적 지식도 풍부하게 갖춰야 한다.

나는 학부에서 언어학 관련 공부를 했기에 아동의 언어발달과 한국어 체계를 이해하는 데에 매우 유리했다. 실제로 학부에서 국어국문학, 영어영문학, 독어독문학 등 언어학 관련 전공을 한 이들이 나의 모교에는 꽤 많았다. 하지만 언어학 관련 전공이 아니었다고 해도 국어검정시험을 보거나 중학교 국어 수준의 문법을 따로 잘 정리해 공부한다면 언어재활사 일을 하기에는 큰 부족함이 없다고 본다.

종종 필드에서 기본적인 국어문법 지식도 없이 일하는 후배 치료사들을 보면서 많은 걱정과 우려가 되는 건 어쩔 수 없다. 물론 문법을 몰라도 우리말이니까 비슷한 목표를 세울 수 있을지는 모르겠다. 하지만 아동에게 정확히 어떤 문제가 있는지 파악이 안 된 상태에서 마구잡이로 치료하는 것처럼 자칫 위험한 경우가 생길 수도 있다. 언어재활사에 도전하는 분들은 이런 지식이 언어재활사가 되기 위한 기본 중의 기본 지식임을 꼭 기억해주셨으면 한다.

그 밖에 이 분야는 다양한 언어지연 혹은 장애의 원인이 되는 자폐스펙트럼, 인지지연, 각종 신드롬 등과 같은 의학적 진단에 대한 높은 수준의 이해를 갖추고 각 진단별 아동의 특성들을 파악할 수 있어야 치료를 원활하게 진행할 수 있다. 개인적으로는 가장 방대한 공부 범위가 요구되는 분야 중 하나라고 생각한다.

언어발달장애 분야는 아동의 장애를 다루는 분야이기 때문에 아동들과 재미있게 놀이하고 상호작용하는 것을 좋아하는 사람에게 유리하다. 많은 초보 치료사들이 아동과 어떻게 놀이하는지도 몰라서 쩔쩔매곤 한다.

나 역시 이 직업을 갖기 전에는 조카들과도 한 번도 놀아본 적이 없어서 다른 무엇보다 아이들과 노는 게 가장 큰 난관이었다. 그래서 언어재활사가 되고 첫 1~2년은 지인의 자녀나 교회에서 만나는 아이들을 볼 때마다 무조건 다가가서 말을 걸거나 놀이를 하려고 했다.

언어재활사가 되기를 원하거나 막연히 꿈꾸고 있다면, 시간적 여유가 있을 때 어린이 시설에 가서 자원봉사를 하며 어떻게 아동과 상호작용하는 것이 좋은지 연구하는 시간을 가져보기를 추천한다. 분명히 나중에 큰 도움이 될 것이다. 외국의 경우, 자격증 과정에 일반 아동과 상호작용하는 시간도 포함된 곳도 있는 것으로 안다.

우리는 보통의 아이들보다 훨씬 상호작용하기 어렵고 함께 놀이하는 것도 좋아하지 않는 아이들을 만나기에, 일반 아이들과 놀이하는 것보다 몇 배의 노력을 더 들여야 한다는 점을 잊지 않았으면 한다.

조음음운장애 분야

발음의 문제를 다루는 조음음운장애 분야는 주로 아동 언어지연을 맡은 언어재활사가 함께 담당하게 된다. 이 분야에서 일하기 위해서는 구강기관에 대한 해부학적 지식을 가지고 이를 실제 치료에 접목할 수 있어야 하며, 음운론에 대한 지식과 각종 자음-모음 유도법에 대한 숙련된 스킬도 갖춰야 한다. 아동을 주로 만나기 때문에 놀이를 기반으로 치료한다는 점은 언어발달장애 분야와 비슷하지만, 조음치료를 위해서는 틀린 발음과 올바른 발음에 대한 피드백을 즉각적으로 정확하게 주어야 해서 아동의 발음 오류를 잡아낼 수 있는 숙련된 귀가 요구된다.

역시 초보 치료사에게는 매우 까다롭게 느껴질 수 있다. 처음에는 뭔가 틀린 건 알겠는데 정확하게 어디가 어떻게 틀렸는지를 잡아내기 어려워하니 많은 연습이 필요하다. 또한 틀린 것을 잡아냈다고 해도 그 것만으로 아이가 쉽게 좋아지는 것은 아니다. 아이의 증상과 조음 오류의 원인에 맞는 정확한 치료법을 적용하고, 그것을 아동 눈높이에 맞춰 쉽고 정확하게 지시하는 것도 중요하다.

초보 치료사였던 나에게도 이 일은 매우 도전적으로 느껴졌다. 증상이 파악되지 않아서 아이의 오류를 기술하는 평가서를 쓰기 위해 20분짜리 녹음을 몇 시간이고 계속 돌려 듣기도 했다. 또 아무리 해도 아이의 발음이 바뀌지 않아서 집에 돌아와 녹화 영상을 보면서 아이 발음을 흉내 내보거나, 그 아이가 발음할 때처럼 혀와 입을 움직여보기도 했다. 이런 연습을 무수히 반복하면서 점차 조음치료에 능숙해질 수 있었다.

언어재활사는 아동이 발음을 옳지 않게 했을 때, 그 소리만 듣고도 아이의 혀와 입술 그리고 턱의 움직임을 떠올릴 수 있어야 한다고 하셨던 한 교수님의 조언에 이제야 조금 가까워진 것 같다.

신경말언어장애 분야

다음으로 성인의 언어장애 혹은 말장애를 다루는 신경말언어장애 분야가 있다. 신경말언어장애는 주로 뇌졸중이나 뇌출혈 같은 뇌손상 이후 언어장애 혹은 말장애를 갖게 된 환자를 돕는 분야로 신경말언어장애를 다루는 언어재활사들은 주로 병원에서 일하게 된다.

신경말언어장애 분야에서 일하기 위해서는 뇌와 척수 그리고 구강 기관의 해부학적 지식을 쌓아야 하고, 각 증상에 대한 적절한 평가법과 치료법 등을 잘 익혀야 한다. 예를 들어 혀와 얼굴 근육에서 경직 또는 마비가 나타나는 환자나 단어 하나를 말하기 위해 몇 분 동안 거친 숨을 몰아쉬어야 하는 환자들을 보면서, 이들의 현재 증상과 해부학적 지식을 연결하여 왜 이런 증상이 나타나는지 진단하고 치료 계획을 세울 수 있어야 한다.

대표적인 신경언어장애가 바로 '실어증(Aphasia)'이다. 실어증은 드라마 소재로도 종종 활용되곤 하는데, 예를 들어 정신적 충격을 받은 여자주인공이 이 실어증에 걸리게 됐다는 식이다. 언제가 방송작가를 만날 기회가 있다면 '충격으로 인해 말을 못 하는 게 되는 것'은 실어증이 아닌 함묵증(Mutism)임을 알려주리라 결심했을 정도로 자주 잘못 쓰이는 용어다.

실어증은 분명하게 뇌의 앞(전두엽), 옆(측두엽), 중간(두정엽) 그리고 뒷부분(후두엽)에 손상이 발생했을 때 나타나는 언어장애이다. 손상 부위에 따라 말은 알아듣지만 아무런 말을 못 하기도 하고, 말을 유창하게는 하는데 아무런 말도 알아듣지 못하는 신기한(아프신 분들에게는 다소 죄송한 표현이지만) 증상이 나타난다.

이 외에도 신경말언어장애 분야에서는 마비말장애(Dysarthria)와 말실행증(Apraxia) 등을 다루기도 한다. 주로 뇌손상으로 인한 근육과 신경의 문제 혹은 운동 프로그램의 문제로 발음과 음성 등에 문제가 오는 증상들이다.

뇌와 언어의 관계에 관심이 많던 나는 공부할 때는 신경언어장애 분야를 제일 좋아했지만 직접 치료하는 과정에서는 다른 분야에 비해 재미를 느끼지 못했다. 성인을 대상으로 하는 치료여서 아동을 대할 때처럼 창의적이고 재미있는 접근보다는 이미 정해진 내용을 명확하고 체계적인 방식으로 전달하는 것이 중요했다. 그래서 나처럼 덜렁대거나 순간적인 아이디어로 치료 방향을 바꾸는 치료사보다는 차분하고 정리를 잘하는 성격의 치료사가 유리할 것 같다고 생각한다.

하지만 대학원 동기 중에 개그맨같이 농담을 잘하는 동기가 신경언어장애 분야로 가서 노인 환자분들과 매우 즐겁게 치료하는 모습을 본 적이 있다. 따라서 성격에 따른 획일적인 고정관념을 가지기보다, 분야를 선택하기 전에 여러 실습이나 봉사활동 등으로 자기 적성에 좀 더 적합한 분야를 탐색해보는 시간을 가져보기를 추천한다.

다만 남성 언어재활사는 아동을 주로 다루는 분야에서 여성 언어재활사에 비해 불리할 수도 있다. 보호자 대부분이 어머니이기 때문에 남성 언어재활사를 부담스러워하는 경우도 있다. 남성 언어재활사들이 신경언어장애나 음성장애같이 병원에서 성인을 대상으로 일하는 분야를 좀 더 선호하는 이유다.

그 밖의 장애 분야

그 밖에도 말더듬, 청각장애로 인한 언어장애, 공명장애 그리고 삼킴장애, 이중언어장애, 학습장애 등의 분야가 있다.

▌말더듬

말더듬은 말의 흐름을 방해받아서 말하다가 "서, 서, 서울"과 같이 더듬는 증상이 나타나는 것으로 언어치료 분야 중에서 대상자의 심리적 지지와 케어가 가장 중요한 분야 중 하나다. 말더듬을 치료할 때는 검사자 말의 속도나 습관이 치료받는 사람에게 큰 영향을 미칠 수 있어서 언어재활사 스스로 본인의 말을 잘 조절해야 하고 성급하게 치료 효과를 내려고 해선 안 된다. 또한 치료사가 말을 많이 하는 치료를 하기보다는 대상자의 이야기를 잘 들어주고 공감하면서 천천히 접근하는 게 중요하다.

나의 경우 성격이 급하고 목표지향적 성향이다 보니 말더듬 치료는 웬만하면 맡지 않으려고 했던 것 같다. 누구보다 천천히 기다려주고 이끌어줌이 필요한 대상자들에게 혹시나 좋지 않은 영향을 주지 않을까 하는 우려 때문이었다.

▌청각장애

청각장애 분야는 대표적으로 인공와우를 착용한 아동과 성인의 재활을 담당하는 영역이다. 따라서 귀와 뇌 그리고 청력에 대한 의과적 지식이 필요하며, 다양한 청력 검사의 종류 그리고 인공와우 및 보청기 같은 보조기기에 대한 기본적인 지식과 더불어 해마다 업데이트되는 기기 관련 최신 정보도 긴밀하게 챙겨야 하는 분야다.

나는 언어재활사가 되고 첫 3년 동안 주로 청각장애 아동을 담당했다. 그래서 나에게는 고향과도 같이 느껴지는 분야이지만, 지금 돌이켜 봐도 쉽지 않은 영역이라고 생각한다. 치료사인 내가 목소리를 크게 낸다고 해서 상대방이 더 잘 알아듣는 것은 아님을 알면서도 나도 모르게 치료시간에 목소리가 점점 커졌고, 그러다 보니 1년에 한 번은 목소리에 이상이 왔다. 나뿐 아니라 청각재활 분야에서 일하는 다른 선생님들에게도 종종 성대결절이 생기기도 해서 모두 같은 스트레스를 받고 있는 듯하다. 청각장애 분야에 대해서는 뒤에서 좀 더 자세히 설명하겠다.

▌공명장애

다음으로 공명장애 분야는 예전에 이른바 '언청이'라고도 불렸던, 구개파열 질환이 있는 아동을 주로 다룬다. 구개파열이란 입천장 또는 입술에 난 갈라진 부분 때문에 발음이나 언어발달에 지장을 받아 콧소리가 나는 질환으로, 수술 전에 아동을 병원에 의뢰하고 수술 후에는 아동의 재활을 담당하는 분야가 공명장애 분야다.

조음장애 분야와 마찬가지로 콧소리가 있는지 없는지, 많이 나는지 적게 나는지, 패턴은 어떤지 등을 들을 수 있어야 하며, 치료 대상자의 콧소리를 줄여가는 과정도 절대 쉽지 않다. 대상을 잘 관찰하고 음성을 녹음해서 수십 번 들어보는 노력이 필요한 분야이기도 하다. 물론 비음 측정기로 이를 판단할 수도 있지만, 언어재활사에게 일차적으로 중요한 것은 증상을 듣고 문제의 원인을 파악할 수 있는 '숙련된 귀'를 갖는 것이기 때문이다.

최근에 나는 콧소리 문제가 있는 한 초등학생을 치료하게 되었는데, 현재 병원에서 일하고 있지 않다 보니 비음측정기인 나초미터가 구비되어 있지 않아 아동의 상태를 오직 귀로만 판단해야 했다. 만일 병원에서 기기를 가지고 훈련했던 경험마저 없었다면 치료하기가 더욱 어려웠을 것이다. 현재 나와 같이 장비가 없는 곳에서 일하는 언어재활사들은 환자가 1년에 한 번 정도는 병원에서 정기 평가를 하도록 하여 자신의 판단이 정확한지를 점검할 필요가 있다.

▌기타 장애

그 밖에 삼킴장애 분야, 다문화의사소통장애(이중언어장애) 분야 그리고 학습장애 등의 분야도 있다.

삼킴장애 분야는 밥을 식도로 넘기는 것에 어려움이 있는 뇌손상 환자들을 치료하는 영역으로 신경말언어장애를 맡은 언어재활사들이 함께 치료하는 경우가 많다.

다문화의사소통장애(이중언어장애) 분야는 다양한 인종과 국적이 함께 사는 미국에서는 대개 두 가지 언어를 사용하는 치료사가 담당하고 수요도 많은 편이다. 국내에서도 다문화 가정이 늘어나면서 최근 들어서 점차 활발해지고 있는 분야다. 해외에서 언어재활사 학위를 딴 치료사들이 영어권 아동을 영어로 치료하는 언어치료실들이 생기고 있고, 그 외 국가 아동을 위해 정부에서 운영하는 다문화가족지원센터라는 기관에서 다문화언어발달지도사라는 이름으로 언어재활사가 활동하고 있다. 이런 전담 기관이 아니더라도 사설 치료실이나 병원에도 종종 외국인 아동 또는 이중언어를 하는 아동이 방문하는 사례가 늘고 있다.

학습장애 분야는 학령기 아동의 읽기와 쓰기 문제나 다른 학습 문제에 관한 영역에 해당한다. 과거에는 언어치료가 학령 전기 아동에게만 집중되었다면, 언어치료의 역사가 길어지면서 학령기 아동의 언어 문제에 대해서도 차츰 관심이 높아지고 있다. 나도 치료하던 아이가 초등학교에 입학하면서 자연스럽게 학령기 아동의 언어장애와 학습장애를 다루게 되었다. 머지않아 학교에 언어재활사가 의무 배치된다면 학령기 아동의 언어 문제는 더욱더 많은 주목을 받게 될 것이다.

이 외에도 몇 가지 분야가 더 있을 수는 있지만 큰 틀에서는 언어치료 분야에 대한 설명이 어느 정도 되었을 것이다.

+ + +

나는 병원에서 10년 넘게 일하면서 말더듬을 제외한 언어발달장애, 조음음운장애, 신경언어장애, 음성장애 등을 각각 1년 넘게 경험해보았다. 그래서 나에게 언어치료 영역 중 어떤 것에 관해 물어봐도 대략적인 설명은 해줄 수 있지만, 각 영역 모두가 매우 전문적인 분야이기에 사실 1년 정도의 경험으로 그 분야에 대해 잘 안다고는 결코 말할 수가 없다.

어쩌다 보니 많은 환자군을 경험했던 이력은 매번 환자군이 바뀔 때마다 많은 양의 공부를 새로 해야 했기에 힘들게 느껴졌으나, 덕분에 현재 내가 하고 있는 아동언어발달과 조음치료에 많은 도움을 받고 있는 것도 사실이다. 예를 들어 발음이 안 좋으면서 음성이 나쁘고 콧소리도 나는 아동이 오게 되면, 세 분야를 각각 전문적으로 접근해본 경험이 있어서 모든 영역을 두루 중재할 수 있다는 장점이 이다. 최근에 내가 관심을 두고 있는 아동말실행증(Children of Apraxia)*이라는 증상 역시 성인 환자들에게서 실행증을 이미 경험한 덕분에 쉽게 접근할 수 있었다.

각 분야의 치료는 다른 영역에도 도움이 된다. 그래서 나와 같은 경험을 하는 치료사를 만나면 분명 언젠가 치료적으로 도움이 될 테니 행복하게 이겨가라는 위로의 말을 건네곤 한다.

우리는 사람의 삶을 다루는 사람들이다. 사실 치료사로서의 경험은 물론, 내 인생의 어떤 경험도 나를 찾아오는 환자나 보호자를 이해하는 데 전부 도움이 될 수 있다는 걸 기억해두길 바란다.

* 근육에 문제가 없는데도 발음할 때마다 계속 다른 오류를 내는 아동신경말장애.

언어재활사가 되는 방법(1):
한국 학제와 대학원 입시

언어재활사가 되려면 대학 또는 대학원에서 언어병리학(혹은 언어치료학)을 전공하고 자격증을 따야 한다. 그렇다면 어떤 학교에 가서 어떤 공부를 해야 할까? 이번 장에서는 우리나라의 학제를 살펴보고 언어재활사가 되기 위한 대학 입시와 자격시험, 더불어 언어재활사의 현실적인 급여에 대해서도 하나씩 들여다보겠다.

영어권 국가의 학제와 비교

우리나라의 학제를 설명하기 전에 먼저 언어치료가 시작된 영국, 미국, 뉴질랜드, 호주 등 영어권 국가의 학제를 소개하고 싶다. 이들 국가에서는 4년제 학부 과정에서 언어병리학 기초 과목들을 배우게 한다. 하지만 4년제 대학만 나와서는 언어재활사*가 될 수 없고 '언어재활사 보조' 자격으로 일하게 된다.

간혹 언어재활사 대신 보조를 채용하는 곳도 있지만 근무 조건과 하는 일의 범위가 제한적이다. 정식 언어재활사 되기 위해서는 반드시 석사 과정을 통해 실습 및 세부 전공을 더 이수해야 한다. 전부 6년을 공부해야 언어재활사가 될 수 있는 셈이다.

학부에서 다른 전공을 한 사람이 언어재활사가 되고자 한다면 석사 과정을 지원하기 전에 1년간 필수과목을 이수하는 석사 전 프로그램 (Pre-graduate Certification Program)을 거쳐야 하고, 그런 다음 석사 과정을 졸업해야 비로소 자격이 주어진다. 이런 경우는 타 전공을 공부한 시간까지 7년 정도를 대학과 대학원에서 공부하게 된다.

반면 우리나라에는 전문학사 학위가 개설된 3년제 대학이 있고, 4년제 학사 과정이 개설된 대학교 언어치료학과도 있으며, 석사 과정이 개설된 대학원도 있다. 셋 중에서 어디를 나와도 언어재활사가 될 수 있다.

의료 직종 중, 해외에서는 석사 혹은 박사 과정을 졸업해야 정식으로 일할 수 있는데 비해, 한국에서만 이런 식으로 전문학사 혹은 학부

---

* 외국에서는 주로 '언어치료사'라고 부르지만, 이 책에서는 한국식 명칭인 '언어재활사'로 통일하여 지칭했다.

과정만으로 운영되는 직종이 몇 개 있다. 언어재활사는 그중 하나다. 굳이 외국의 학제를 언급한 이유는 학문의 발생지가 되는 곳에서 6년 제 학제를 운영하는 데에는 나름의 이유가 있다고 보고 있으며, 우리나라 학제가 다른 이유는 학문적인 이유보다는 한국 의료계의 독특한 문화나 사회적 인식 때문이라는 점을 짚고 가기 위해서다.

이에 대해서는 뒤쪽에서 좀 더 이야기하겠지만, 나는 우리나라의 학제가 언젠가는 현실적으로 재편돼야 한다고 생각한다. 다른 곳에서는 6년 이상 공부해야 하는 학문을 한국인들이 너무도 뛰어나서 2년 혹은 3~4년 만에 배울 수 있을 리가 없기 때문이다. 나중에 미국 진출을 위해서 미국과 뉴질랜드의 언어병리학 과목을 온라인으로 수강했을 때도 느꼈지만, 확연히 그곳의 과정은 우리나라보다 다루는 내용이 자세했고 당시 10년 넘는 경력을 가진 내가 처음으로 접하는 내용도 많았다.

나의 이런 의견이 너무 이상적이라고 생각해 반대하는 현직 언어재활사들이 더 많을 것이다. 미국처럼 석사 이상만 일하게 되면 지금도 부족한 언어재활사 수요를 다 감당할 수 없고, 현실적으로 열악한 대우를 받는 이 직업을 위해 6년이나 공부할 사람도 없을 것이기 때문이다. 나조차도 처음부터 6~7년을 공부할 것으로 예상했다면 이 일을 시작하지 못했을 것이다.

이미 역사가 20년 넘게 지속된 학제를 어떻게 개편해야 한다는 구체적인 안은 나에게도 없다. 다만 학부와 석사의 커리큘럼이 정확하게 구분되어서, 공부를 더 하고자 하는 사람들이 석사 과정에서 더 상세하게 공부할 수 있는 제도를 비롯해 그들이 일을 시작한 이후에도 전공지식을 계속 보충할 수 있는 제도는 마련되어야 한다고 생각한다. 또한 언어재활사에 대한 처우도 더욱 개선해나가서 전문성을 갖춘 언어재활사들이 그에 걸맞은 보상을 받을 수 있는 선순환 구조를 만들 필요가 있다.

한국의 학제

현재 우리나라에서 언어재활사 관련 대학 진학을 고려하고 있는 중·고등학생이라면 3년제 혹은 4년제 대학에 개설된 언어치료학과에 가면 된다. 이미 대학의 다른 학과를 졸업한 시점이라면 4년제 대학에 3학년으로 편입하거나, 석사 과정이 개설된 언어치료학과 혹은 언어병리학과에 진학하면 된다.

2022년 기준으로 현시점에 언어치료학과 혹은 언어병리학과가 개설된 학교로는 3년제 전문학사 과정이 개설된 학교가 10곳, 4년제 학부 과정이 개설된 학교가 26곳, 석사 과정이 개설된 학교가 30곳이다 (표 1).*

---

* 한국언어재활사협회 홈페이지(http://www.kslp.org/infoopen/list_college.php)

3년제 대학	4년제대학	대학원 과정
· 혜전대학 언어치료과	· 동명대학교 언어치료학과	· 세한대학교(구 대불대학교) 언어치료청각학과
· 구미대학교 언어치료과	· 동신대학교 언어치료학과	· 대구한의대학교 예술언어치료
· 순천제일대학 언어치료	· 루터대학교 언어치료학전공	· 전북대학교 임상언어병리학과
· 호원대학교 언어치료학	· 세한대학교 언어치료학과	· 충남대학교 언어병리학과
· 대구보건대학 언어치료과	· 남부대학교 언어치료청각학과	· 우송대학원 언어청각재활학과
· 대림대학교 언어재활과	· 부산가톨릭대학교 언어청각치료학과	· 원광대학교 언어치료학과
· 전주기전대학 언어치료과	· 고신대학교 언어치료학과	· 고신대학교 임상언어치료전공
· 계명문화대학교 보건학부	· 호원대학교 언어치료학과	· 강남대학교 언어치료교육전공
언어재활전공	· 한림대학교 언어청각학과	· 호남대학교 대학원 재활과학과 언어치료전공
· 춘해보건대학교 언어치료과	· 가톨릭관동대학교 언어재활상담학과	· 단국대학교 언어병리전공
· 우송정보대학 언어치료과	· 원광디지털대학교 언어치료학과	· 광주여자대학교 언어치료학과
	· 대구대학교 언어치료학과	· 남부대학교 언어치료청각학과
	· 호남대학교 언어치료학과	· 가천대학교 특수치료대학원 언어치료전공
	· 우송대학교 언어치료청각재활학과	· 명지대학교 언어치료학과
	· 대구가톨릭대학교 언어청각치료학과	· 공주대학교 특수교육대학원
	· 조선대학교 언어치료학부	· 한림대학교 대학원 언어병리학전공
	· 광주여자대학교 언어치료학과	· 한림국제대학원대학교 청각언어치료
	· 대구사이버대학교 언어치료학과	· 나사렛대학교 언어치료학전공
	· 영동대학교 언어치료학과	· 이화여자대학교 언어병리학과
	· 제주국제대학교 언어치료학과	· 대구대학교 언어치료학과
	· 나사렛대학교 언어치료학과	· 단국대학교 언어치료전공
	· 광주대학교 언어심리치료학부	· 인하대학교 교육대학원
	· 가야대학교 언어치료청각학과	· 조선대학교 언어치료학
	· 한려대학교 언어치료학과	· 용인대학교 언어치료학과
	· 계명문화대학교 보건학부	· 대구대학교 언어치료전공
	· 김천대학 언어치료학과	· 동신대학교 언어치료학과
		· 제주국제대학교 사회복지임상치료대학원
		언어치료학과
		· 한림대학교 보건대학원 언어병리학과
		· 루터대학교 언어치료학전공
		· 연세대학교 언어병리학협동과정
		· 광운대학교 교육대학원 언어재활·치료교육학과

표 1. 언어치료학과 혹은 언어병리학과가 개설된 학교 목록(출처: 한국언어재활사협회 홈페이지)

대학의 다른 학과를 졸업하고서 언어재활사가 되기를 고려하는 사람들로부터 종종 이런 질문을 받는다. "제가 석사를 가야 할까요, 아니면 학부에 가야 할까요?" 학부 과정 없이 석사를 졸업한 나에게 이것은 매우 어려운 질문이다.

표면적으로만 본다면 일단 학부에서는 기본 학문을 배우고 석사에서는 더 심화된 내용을 배우는 것처럼 생각할 수 있을 것이다. 각 학교의 사이트에서 소개하는 커리큘럼을 살펴보면 사실 학부나 대학원이나 배우는 과정에서 별다른 차이는 없다.

좀 더 정확한 정보를 얻기 위해 학부와 대학원 과정을 모두 거친 주위 사람들에게 학부와 대학원 과정의 차이를 물어보기도 했다. 어떤 이는 아무런 차이가 없었다고 하고, 어떤 이는 몇몇 분야에서는 학부보다 대학원에서 더 자세히 배울 수 있었다는 의견을 주었지만, 이조차도 2~3곳의 학교 졸업생들 답변이다 보니 모든 학교가 다 그러할지는 알 수 없다.

다만 치료사들에게 물어보고 느낀 점은, 커리큘럼에서 학부와 대학원의 차이가 있다기보다는 학교마다 어떤 교수진이 있고 어떤 기관에서 실습할 수 있는지에 따라 배울 수 있는 범위와 종류가 다르다는 것이다. 그도 그럴 것이 어차피 모든 학제가 6년 동안 배워야 하는 과정을 압축해놓은 상태이기 때문에 졸업하면 어떻게든 언어재활사를 할 수 있도록 기본적인 트레이닝을 해주는 것은 똑같다. 단지 앞서 말한 것처럼 몇 년제 과정인지, 학교에 어떤 전문가를 영입할 수 있는지, 학교와 협약된 기관이 어디인지에 따라 학생들에게 얼마나 양질의 지식을 전달할 수 있는가가 달라지는 듯하다.

　예를 들어 나의 모교인 연세대는 주로 병원에서 일하는 치료사를 양성하는 데 목표를 두고 있다. 대부분의 관찰실습이 세브란스 재활의학과에서 이루어지고 있으며 치료실습도 병원 쪽으로 많이 가는 편이다. 따라서 인공와우 아동 치료, 음성치료, 구개파열, 신경언어장애와 같이 병원이 아니면 접하기 힘든 분야의 실습을 할 수 있다는 장점이 있다. 실습 때 경험하는 분야가 취업과도 이어지는 경우가 많아서 학교마다 어디로 실습하러 가고 졸업생들이 주로 어디로 취업하는지를 살펴보는 것이 자신의 장래를 결정하는 데 유리할 것이다.

　대학 진학을 염두에 두고 있는 고등학생이라면 고민 없이 학부 과정에 들어가면 된다. 언어치료학과가 개설된 학과는 대부분 서울이 아닌 수도권이나 지방에 있는데 취업률이 높아지면서 커트라인도 덩달아 높아지는 추세이기는 하지만 아직까지는 중위권 이상의 성적이면 갈 수 있다. 자신의 수능 점수가 높은데 낮춰서 가야 하는 상황이라면 바로 언어치료학과에 가지 않고 언어학과 같은 기초 학문을 공부한 다음 대학원에서 언어병리학을 공부하는 것도 학문을 하는 입장에서 보면 괜찮은 선택일 수 있다. 하지만 언어재활사에 대한 확고한 신념이 있는 것이 아니라면, 현실적으로 처우가 그리 좋은 편은 아닌 이 직업을 위해 4년이나 다른 학문을 배운 다음 대학원까지 간다는 건 너무도 경제적이지 못한 선택이긴 하다.

　만일 이미 학부를 다니고 있거나 졸업한 상황이라면 학부보다는 대학원에 진학하는 것도 좋은 선택이라고 본다. 큰 차이가 없다고는 하지만 학부보다는 대학원 졸업생에게 더 다양한 곳에 취업할 기회가 있기 때문이며 급여도 조금은 더 높기 때문이다.

요즘은 학비가 저렴하고 일을 병행할 수 있는 사이버대학에 진학하는 사례도 크게 늘고 있다. 코로나19 사태로 일반 대학 강의도 비대면으로 진행되면서 최근 2~3년 동안 사이버대학과 일반 대학의 차이가 모호해진 탓도 있는 듯하다. 다만 편입하거나 대학원에 간다면 나처럼 기초도 없는 상황에서 심화된 공부를 해야 하는 어려움에 직면할 수 있다.

교수직 수요나 임상에서의 전문성 강화 등의 이유로 요즘은 학부에서 언어치료를 공부한 사람이 대학원 과정을 다시 밟는 일도 많아지는 추세이다.

어떤 학제를 선택하든지 자신이 처한 상황에 맞게 선택하면 된다. 하지만 선배의 노파심에서 말하자면, 학제가 매우 짧게 압축된 상황에서 무엇보다 중요한 것은 본인의 노력이다. 스스로 얼마나 열심히 공부하느냐에 따라 많은 것이 달라질 수 있다. 언어치료학, 언어병리학은 생각보다 정말 많은 것을 공부하고 연구해야 하는 학문이며, 논문도 꼭 한번 써보는 것이 치료사로 일하는 데 큰 도움을 줄 수 있는 그런 학문이다.

요즘 언어재활사가 취직이 잘된다고 해서 막연한 생각을 가지고 편입하는 이들도 많은 것 같다. 그러다가 방대한 공부량 때문에 중도에 포기하기도 하고, 어떻게든 졸업만 간신히 하는 경우도 보았다. 하지만 그 정도의 끈기와 실력으로는 제대로 된 치료를 할 수 없다는 점을 꼭 말해주고 싶다. 우리가 매일 마주하는 일은 영업실적을 올리거나 자료를 모으는 일이 아닌, 한 사람의 인생에 관여하는 일이기에 윤리적 책임이 매우 무겁다. 나로 인해 누군가의 인생이 긍정적으로 변할 수도 있고 그냥 그 자리에 머무를 수도 있다.

나는 이 직업을 가진 이후, 치료에 어느 정도 자신이 생기기 전까지는 자면서도 쉬면서도 때때로 찾아오는 알 수 없는 중압감에 짓눌렸다. 그런 압박감이 싫어서 이 일을 그만두려고 한 적도 몇 번인가 있을 정도다. 최근에는 정말 어려운 문제를 가진 아이가 나를 찾아왔는데 밤에 자면서 가위에 눌리기도 했다. 분명 길이 있을 것 같은데 풀리지 않는 아이의 증상 때문이었다.

물론 우리가 아무리 노력해도 달라지지 않고 아무런 도움을 줄 수 없는 무기력한 순간들도 많다. 나에게도 오랜 기간을 매진했는데 성과를 보지 못했던 치료들이 있다. 요즘은 무엇이 될지 안 될지를 구별할 줄 알게 되면서, 안 되는 것에는 지나치게 매달리지 않아 마음의 짐을 좀 덜게 되었다.

이 일을 하는 모든 사람이 나처럼 미련하게 감정의 무게를 견뎌야 하는 것은 아니다. 그것은 내가 선택한 나의 마음이다. 다만 우리가 하는 일은 누군가의 인생을 다루는 일임을, 이 공부를 선택하기 전에 한 번쯤은 깊이 생각해주었으면 한다.

대학원 입시

내가 대학원에 입학했을 때는 지금으로부터 약 15년 전이었다. 따라서 입시를 위해 준비할 것에 대해서는 내가 도움을 줄 만한 게 많지는 않을 듯하지만, 내가 누군가를 뽑는 입장이 된다면 자기소개서를 주의 깊게 볼 것임을 알려주고 싶다. 이 일을 하고 싶은 구체적인 이유와 계획이 명확하게 기술되었는지, 입학 전에 이 직업에 대해 진지하게 생각하면서 해본 활동이 있는지 등을 보고, 그렇게 정리된 자소서에 더 높은 점수를 줄 것이 분명하다.

예를 들어 복지관이나 장애인 시설에서의 봉사, 병원에서의 자원봉사 등 구체적인 봉사활동이나, 그도 아니면 적어도 어린이집이나 유치원에 방문해서 아이들을 실제로 만나보고 함께했던 경험이라도 있으면 입시는 물론 실제 현장에서 일할 때도 도움이 될 것이다. 일단 학교에 입학하고 나면 시간이 없어서 이런 경험을 하고 싶어도 못 할 수 있으니 꼭 입학 전에 해보라고 권하고 싶다.

또한 많은 양의 공부를 감당할 수 있는 근면 성실함을 갖춘 의욕적인 지원자를 뽑을 것이다. 좋은 언어재활사에게 정말 필요한 것은 뛰어난 머리보다는 끝까지 환자를 포기하지 않고 하루하루 성실하게 치료해갈 수 있는 끈기와 도전 정신이기 때문이다.

한 가지 더 덧붙이자면, 원서를 읽을 수 있는 영어 실력이 있는 사람도 대학원 진학에서는 선호 대상이라고 알고 있다. 나는 대학원 입학시험 때 언어치료 관련 원서의 몇 문장을 받아서 바로 해석해야 했다. 그 이유는 원서와 영어 논문 리뷰의 비중이 많은 대학원 공부를 감당할 수 있을지를 평가하기 위해서였다고 한다.

이건 개인적인 경험이지만, 나는 대학원 면접을 볼 때 주어지는 질문에 수동적으로 대답만 하기보다 지원한 학교의 특징과 학생들에게 제공할 수 있는 것이 무엇인지에 대해 면접관에게 질문하기도 했다. 그런 질문이 나의 입시에 실질적인 도움이 되었는지 방해가 되었는지는 정확히 알 수 없지만, 적어도 의욕과 열정이 있는 학생으로 보였기에 결국 입학할 수 있지 않았을까 생각한다.

그렇다면 대학원 입시 면접에서는 주로 어떤 질문을 받게 될까? 최근 면접 질문들의 동향을 살펴보면 주로 간단한 자기소개와 함께 이 과에 입학하고 싶은 이유, 자신을 뽑아야 하는 이유는 무엇이고 졸업 후 어떤 계획이 있는지 등과 같은 평범한 내용이 대부분인 것 같다.

학부에서 언어치료를 전공한 이들에게는 치료 경험을 물어보거나 연구한 주제를 추가로 물어보았다. 대개는 학부에서 관련 전공을 한 사람들이 대학원 면접에서도 유리할 거라고 생각할 수도 있지만 딱히 전공자가 많이 뽑히는 것은 아닌 것 같다. 워낙 비전공자가 대학원에 오는 경우가 많다 보니 각각의 상황에서 어떤 각오나 준비를 하고 있는지, 충분한 열정이 있는지 등을 중점적으로 보는 듯하다.

언어재활사가 되는 방법(2): 자격시험

대학과 대학원에서 언어재활사 과정을 마쳤다고 해서 바로 치료사로 일할 수 있는 것은 아니다. 국가에서 시행하는 언어재활사 자격시험을 치러서 시험을 통과한 후에야 정식으로 일할 수 있는 자격이 주어진다.

지금은 어떤 학제를 졸업하더라도 졸업하면 무조건 언어재활사 2급 시험을 보게 된다. 그 후에 대학원 졸업자는 치료사로 1년 이상 일하면 1급 자격증을 취득할 수 있는 1급 승급 시험을 볼 자격이 주어지고, 학부 졸업자는 3년 이상 일하면 1급 승급 시험을 볼 수 있다. 전문학사는 1급을 취득할 수 없다.

실제 현장에서는 반드시 1급, 2급에 따라 많은 차이가 나지는 않는다. 경력이 가장 우선되는 경향이 크기 때문이다. 다만 앞서 말했듯이 대학원 졸업자인지 학부 졸업자인지에 따라 급여 차이가 있을 수 있으며, 기관에 따라서는 대학원 졸업자를 더 선호하거나 대학원 졸업자만 뽑는 곳도 있다. 특히 삼성서울병원, 서울대학교병원, 세브란스병원 같은 국내의 큰 종합병원에서는 1급 자격증을 가진 대학원 졸업자만을 뽑는 것으로 안다.

하지만 작은 기관으로 갈수록 이런 차이보다는 개인의 치료 능력이 더 중요하다. 과거에는 [표 3]과 같이 급수별 차이를 두었지만 현재는 이런 차이가 유명무실해졌다. 현장에서 체감하는 차이는 주로 1급 자격증을 가진 치료사들이 개원을 좀 더 많이 한다는 것 정도이다(2급 자격증을 가진 사람도 3년 이상의 경력이 있으면 개업할 수 있다).

자격시험은 1급과 2급 모두 객관식 문제로 이루어져 있고, 1급 시험은 2급에 비해 '언어재활현장실무'(20점)라는 과목이 하나 추가된 것 외에는 동일한 과목으로 구성되어 있다. 단지 2023년부터 1급 시험에서는 사례형 문제가 추가되어서 1급 시험의 난이도가 더 높아졌다(국시원 https://www.kuksiwon.or.kr). 합격은 총점 평균이 60점 이상이면서 40점 이하의 과목이 없을 때 가능하다. 한 과목이라도 40점 이하를 받으면 과락으로 합격하지 못한다. 1급 시험은 2급 시험에 비해 난도가 조금 더 높은 문제들이 출제되는 편이고, 기초에 관한 문제보다는 응용된 문제와 실제 치료법에 대한 문제가 많이 출제된다. 6회 때는 응시자의 60% 정도만 1급에 합격할 정도로 문제의 난도가 꽤 높은 편이었다.

지금의 우리나라 학제 및 시험제도가 정립되기까지 많은 시행착오와 우여곡절이 있었다. 아마도 현직 치료사들은 그들의 졸업 시기에 따

구분	응시 자격
1급 자격시험	2급 언어재활사 자격증을 가진 사람으로서 다음 각 항목의 어느 하나에 해당하는 사람 가. 고등교육법에 따른 대학원에서 언어재활 분야의 박사 학위 또는 석사 학위를 취득한 사람으로서 언어재활기관에 1년 이상 재직한 사람 나. 고등교육법에 따른 대학에서 언어재활 관련 학과의 학사 학위를 취득한 사람으로서 언어재활기관에 3년 이상 재직한 사람
2급 자격시험	고등교육법에 따른 대학원·대학·전문대학의 언어재활 관련 학과의 석사 학위, 학사 학위, 전문학사 학위를 취득한 사람

표 2. 언어재활사 자격시험 응시 기준(출처: 한국언어재활사협회 홈페이지)

구분	업무 범위
1급 언어재활사	· 경도 이상의 장애, 기질적인 장애에서 기인한 의사소통장애 중재 · 삼킴장애 및 신경학 말언어장애의 평가 · 언어재활사의 교육과 연구개발 · 사설 언어치료실의 개원 및 운영
2급 언어재활사	· 경도장애, 기능적인 장애에 기인한 의사소통장애 중재 · 이에 해당하는 선별검사, 진단검사, 치료 계획 수립 및 종결 · 상담 및 부모교육, 의사나 관련 기관에 환자 의뢰

표 3. 급수별 언어재활사 업무 범위(출처: 김성태 외 저, 《언어치료 현장실무》, 한국언어재활사협회 출판위원회, 2013, 13쪽.)

구분		시험시간(문제수)	교시별 문제수	시험 형식	입장시간	시험시간
1급	1교시	· 신경언어장애(24) · 언어발달장애(24) · 유창성장애(24)	72	객관식 (오지선다)	~8:30	9:00~10:15 (75분)
	2교시	· 음성장애(24) · 조음음운장애(24) · 언어재활현장실무(20)	68		~10:35	10:45~11:55 (70분)
2급	1교시	· 신경언어장애(30) · 유창성장애(25) · 음성장애(25)	80	객관식 (오지선다)	~8:30	9:00~10:15 (75분)
	2교시	· 언어발달장애(35) · 조음음운장애(35)	70		~10:35	10:45~11:50 (65분)

표 4. 언어재활사 시험 시간표(출처: 한국보건의료인국가시험원 홈페이지)

라 자격증을 따는 방법도 달랐을 것이다. 많은 이들이 나에게 입시제도에 관해 물어보곤 했지만, 시험제도가 계속 바뀌다 보니 제대로 알려주지 못했는데 이번 기회에 정리해볼 수 있었다.

현재 우리나라의 학제와 시험제도가 언어치료의 보편화·대중화를 이끄는 데 크게 기여한 것은 사실이다. 자격증 취득 과정이 간소화되고 여러 학교에 언어치료학과가 개설되면서 많은 졸업생이 배출되었다. 덕분에 턱없이 부족했던 언어재활사의 현장 배치가 원활하게 이루어졌다.

반면 많은 수의 치료사들이 배출되다 보니 한 명 한 명의 치료 능력을 검증하기는 더욱 어려워지지 않았나 하는 생각이 든다. 지극히 개인적인 의견이지만 후배 치료사들에게 치료 관련 질문을 해보면 내가 졸업했던 당시의 치료사들에 비해 이론적인 부분에서 지식이 깊지 않다고 느낄 때가 많다. 나는 학교에서 하위권 학생이었기 때문에 내가 유독 공부를 열심히 했기 때문은 아닐 것이다. 아무리 뛰어난 치료사를 양성해도 그 절대적인 수에서 부족하다면 보편적인 의료정책에 어긋나는 일이겠지만, 앞으로는 언어재활사의 질적 수준 향상을 꾀할 수 있도록 제도들이 더 보완되기를 고대해본다.

늦은 나이에 언어재활사를 꿈꾼다면

지금 대학을 진학하는 학생들뿐만 아니라 늦게나마 언어재활사란 직업을 고민하는 분들이 있다면, 높은 연봉을 기대하거나 크게 성공할 욕심이 있는 것이 아니라면 이 일을 한번 진지하게 고려해보는 것도 좋다고 생각한다. 물론 나이 어린 파릇파릇한 치료사가 갖는 장점도 있겠지만, 인생을 좀 더 경험하고 인간의 삶과 아이들을 이해하며 다양한 지식을 습득한 경험이 더 좋은 치료사가 되도록 도울 수 있기 때문이다. 학교 과정을 성실하게 열심히 마칠 각오가 되어 있다면, 그리고 일하면서도 계속 연구하고 공부할 각오만 되어 있다면 지금 상황이 어떻든지 좋은 치료사가 될 가능성은 누구에게나 열려 있다.

언어재활사의
현실적인 급여

방대한 분량의 끊임없는 공부가 필수적인 업무 특성에 비해, 언어재활사가 받는 급여는 현실적으로 매우 열악한 편이다. 대학원을 졸업한 나의 월급은 (대략 15년 전이긴 했지만) 50만 원부터 시작했고, 졸업 후 7~8년 동안 200만 원 전후의 박봉을 받았다.

다른 직종에서는 대학원 졸업 후 최소 300만 원부터 월급을 받던 시절이었다. 오랫동안 수입이 너무 적어서 이 직업을 그만둘 생각도 많이 했고, 비록 실패했지만 더 나은 사회적 대우와 급여를 받기 위해 미국 진출을 시도했던 것도 이런 이유에서였다.

요즘 언어재활사 구인공고를 보면 수도권 기준으로 초봉 2,400~3,000만 원 초반 정도의 연봉을 받는 것 같고, 프리랜서로 일하는 치료사들의 시급도 과거에 비해 많이 높아졌다. 물론 물가 상승분과 치료사의 업무 특성을 생각했을 때는 아직도 언어재활사가 받는 연봉은 매우 적은 편이라 생각한다. 하지만 2~3년 이상의 경력을 가진 언어재활사 중에서도 능력을 인정받아 높은 수준의 연봉을 받는 선생님들을 종종 보았다. 다시 말해서 오래 일하고 능력을 인정받을수록 더 나은 수준의 급여를 받을 가능성도 높아진다.

보편적으로는 내가 현재 그렇듯이 치료실을 직접 운영했을 때의 수입이 가장 좋을 수 있지만 그것도 지역에서 국영수 학원을 운영하는 것보다 못할 수도 있다. 치료실을 운영하는 언어재활사 중에 수완이 좋은 분들은 훨씬 높은 수입을 올린다고는 하지만 정확한 정보는 아니다. 언어재활사의 직종별 급여에 대해서는 뒤에서 더 자세하게 다뤄보겠다.

언어치료에 대한 인식이 점점 높아지고 있고 언어재활사가 진출하는 영역도 조금은 변하고 있기에 이 직업에 대한 평가는 아직은 더 지켜보아야 하지 않을까 싶다.

다만, 당부하고 싶은 것은 더 나은 대우를 바란다면 언어재활사 스스로가 전문가라는 의식을 가지고 자신의 실력을 향상하고자 노력하는 것이 무엇보다 중요하다는 점이다. 다시 한번 강조하지만 꾸준하게 공부해야 하고 그 끈을 계속 놓지 말아야 하는 게 이 직업이다. 내가 유튜브를 시작한 이유도 이런 공감대를 형성하고 싶어서였다.

언어재활사 자신이 아니면 하는 일에 비해 낮은 처우를 받는 우리를 위해 싸워줄 누군가는 없다. 처지를 비관하면서 노력도 하지 않는다면 언어재활사에 대한 처우는 현재에 머무를 수밖에 없을 것이다.

첫 대학원 리포트,
C 마이너스!

초등학교부터 고등학교까지의 공부는 다 준비된 내용을 열심히 읽고 이해하고 암기하면 되는 것이라면, 대학교부터는 주어진 내용뿐 아니라 스스로 공부를 찾아서 해나가야 하는 선택의 영역도 함께 주어진다.

그렇다면 언어재활사가 되기 위한 대학원 공부는 어떨까? 지금부터 나의 2년 반 동안의 경험을 토대로 언어재활사들은 대학원에서 무엇을 어떻게 공부하고 실습하는지, 어떤 노력을 해야 하는지를 살펴보도록 하겠다.

대학원 공부

대학원 공부는 이전까지의 공부와는 확연히 다르다. 주제만 던져주면 자기 역량껏 풀어내야 하는 조선시대 과거시험과 같은 느낌이랄까. 학교에서 우리를 지도해주겠지, 했던 처음 기대와는 달리 모든 것을 알아서 쌓아가야 하는 새로운 차원의 공부였다.

나는 첫 수업에서 '언어장애란 무엇인가?', '언어치료란 무엇인가?' 부터 교수님이 차근차근 설명해주는 수업을 기대했지만 현실은 기대와 달랐다. 교수님은 원서 1~2장과 소논문을 학생들이 '각자' 공부해서 발표하게 하는 식으로 수업을 진행했고, 수업 마지막에 20분 정도 추가 설명을 해줄 뿐이었다.

수동적인 공부 방식에 익숙했던 나와 동기들은 처음에는 이런 시스템에 적응하기 어려웠다. 특히 학부 전공이 다른 탓에 기본 지식도 없는 상태에서 갑자기 고차원적인 주제를 발표하고 논한다는 건 벅찰 수밖에 없었다. 게다가 우리 과 담당 교수님은 학생들의 기초 지식을 보충한다며 매주 시험을 보고 전체 석차를 공개하기도 해서 갑자기 '여기가 고등학교인가?' 하는 혼란이 들기도 했다. 학기 내내 기초부터 심화까지의 전 과정을 왔다 갔다 하는 기분이었다. 외국처럼 비전공자를 위해 방학 동안 들을 수 있는 기초과목 과정이 있었으면, 하고 바랐던 이유이기도 하다.

그 결과, 나는 5학기 대학원 과정 중에 3학기는 수업에 따라가느라 매일 5시간 이상 잠을 자지 못하는 처절하고 비참한 나날을 보냈다. 초기에는 아르바이트를 병행하면서 학교에 다니는 동기들도 많았지만 후반으로 갈수록 아르바이트도 사치가 되었다. 나 역시 한 번은 중간고사를 보고 바로 아르바이트하러 가는 길에 졸음이 너무 몰려와 순간적으로 서글픈 마음이 들어 길에서 운 적도 있다. 이런 빡빡한 일정 속에서 이성 친구와 헤어지는 동기들이 속출하면서 '우리 과는 터가 안 좋아서 결혼을 못 한다'는 농담을 동기들과 주고받기도 했다.

이렇게 어렵게 공부해서 좋은 성적을 거둔다면 뭔가 보람이라도 있겠는데, '진단보고서'라는 과목에서 처음으로 내가 받은 리포트 점수는 C-. 학부 때는 출석만 성실하게 하고, 리포트 다 제출하고, 시험도 그럭저럭 보면 아무리 부족해도 B 학점 이상은 받을 수 있었는데 말이다. 그토록 열심히 공부했는데 받은 게 이 점수라니, 적지 않은 충격이었다.

리포트는 또 어떤가. 내 첫 리포트는 교수님이 빨간색 펜으로 거의 다 교정을 해주신 탓에 원래 내가 쓴 글이 보이지도 않을 정도였다. 리포트를 돌려받은 나는 그날 집에 가지 못하고 비 오는 교정을 보며 한참을 서 있었다. '수업 내용을 이렇게나 이해하지 못하는 내가 정말 언어재활사가 될 수 있을까?' 하는 회의가 들었기 때문이다. 지금 생각하면 뭘 그렇게까지 진지했을까도 싶지만, 그때 나는 세상이 끝나기라도 한 것처럼 심각했다.

이 글을 읽는 독자 중에서 언어병리학 혹은 언어치료학이라는 힘든 산과 마주하며 좌절을 느꼈거나 지금 그런 시간을 보내고 있다면 나의 이야기에 조금은 위로받기를 바란다. 이랬던 나도 언어재활사가 되고 심지어 책도 쓰고 있으니 말이다.

관찰실습과 치료실습

언어치료학 혹은 언어병리학 공부의 꽃은 '관찰실습'과 '치료실습'이다. 언어재활사가 되기 위해서는 학교 다닐 때 관찰실습을 30시간 이상, 치료실습은 90시간 이상 마쳐야 한다. 우리가 열심히 전공 이론을 외우고, 시험을 보고, 리포트를 작성하는 이 모든 시간은 결국 환자를 제대로 평가하고 치료하는 데 목적을 두고 있기 때문이다.

4학기 내내 언어발달장애, 음성장애, 유창성장애, 신경언어장애, 청각장애, 공명장애 등의 전공과목에서 배운 것들을 이 실습에서 어떻게 사용하느냐에 따라 나의 2년 반 공부가 꽃을 피울 수도, 그렇지 못할 수도 있다.

참고로 나는 학교가 세브란스병원 내의 재활의학과에 위치한 덕분에 많은 실습을 병원에서 할 수 있었다. 당시에는 몰랐지만 졸업한 후에 외부에서 어렵게 케이스를 스스로 구해서 실습하는 타 학교 학생들을 보고 내가 얼마나 좋은 환경에서 공부했는지를 실감했다.

관찰실습

나의 관찰실습은 재활의학과 선생님들의 입원환자 혹은 외래환자를 치료하는 모습을 실시간으로 보고, 치료의 목표와 중재 방법 그리고 환자의 상태와 수행력(얼마나 과제를 잘 수행했는지)을 기술하여 보고하는 식으로 진행됐다.

책으로 실어증 환자의 증상을 아무리 읽고 달달 외워도 막상 실어증 환자를 보면 머리가 하얗게 됐다. 선배 치료사가 환자에게 왜 저런 과제를 내는지도 모르겠는데, 그 과제의 목표를 파악해서 기재해야 하는 이 실습은 내가 2년 내내 뭘 공부한 것인가 하는 회의를 가져왔다. 다시 전공책을 찾아보기 시작했고, 시험을 보고 달달 외우기만 했던 책 내용의 의미가 그제야 조금씩 이해됐다.

이 과정은 언어병리학을 공부하는 데 굉장히 중요하다. 환자를 관찰하는 것은 대학 또는 대학원 과정에서만 필요한 것이 아니다. 치료사로 일하기 시작해서도 초기 몇 년간은 계속해서 실제 환자 케이스와 책 내용을 비교하며 이해하는 과정이 필요하다.

당시 세브란스에서 일하던 언어재활사 선생님들은 최소 7~8년 이상의 경력을 가진 베테랑들이었고, 그중 많은 분이 교수로 재직 중이거나 이후에 교수가 되었을 정도의 실력자들이었다. 그런 분들의 치료를 가까이에서 지켜볼 수 있다는 것이 당시에는 어떤 의미인지 몰랐다. 가끔은 치료를 관찰하면서 내심 '저렇게 쉬운 건 뭐, 나도 할 수 있겠다'

라는 웃기지도 않는 생각을 했으니까. 하지만 막상 치료사 일을 시작하고 보니 그게 결코 쉬운 일이 아니며, 실제 현장에서 치료를 지켜볼 수 있었다는 것이 배우는 사람으로서 정말 큰 영광이고 공부였다는 사실을 알게 됐다.

치료실습

현직 치료사들의 치료 현장을 관찰하던 관찰실습과는 다르게 치료실습은 실습생이 직접 환자의 치료 계획을 세우고 실제로 환자와 만나 치료하는 시간을 가지며 그에 관해 피드백을 받는 방식의 실습을 말한다.

나의 치료실습 때는 관찰실습을 하며 만났던 치료사 선생님 중에서 몇 분이 실습지도를 맡아 지도해주셨다. 학교마다 다를 수는 있겠지만 대개는 임상에서 경력이 오래된 선생님들을 학교에서 강사 형태로 고용해 실습을 진행하는 것으로 알고 있다. 실습생이 먼저 환자 상태를 진단·평가하고 치료 목표를 정하면, 실습지도 선생님이 잘못된 부분을 고쳐주고 실습생의 치료를 관찰한 후 치료 방향과 기법을 다시 수정하는 식으로 진행된다. 나도 학생들의 실습지도를 해본 적이 있는데, 환자에 대한 진단과 치료 계획 그리고 실제 치료에서의 치료법 등에 대한 전반적인 피드백을 꼼꼼하게 해줘야 한다.

사실 실습생으로선 이 치료실습이 결코 쉽지 않게 느껴진다. 아무것도 준비되지 않은 상태로 경기장에 선 투사의 심정이라고나 할까? 투

웨이미러*를 통해 실습지도 선생님들이 내가 준비한 치료를 직접 보고서 나의 시선 처리, 말의 속도나 버릇, 치료 목표 등을 하나하나 지적하셨다. 처음 실습에서는 나의 첫 리포트와 같이 온통 빨간색 펜으로 적힌 피드백이 가득한 평가지를 받았고, 6개월 동안의 실습이 끝날 무렵에야 간신히 피드백이 줄어든 평가서를 받을 수 있었다.

돌이켜보면 나는 여전히 미숙하고 여전히 부족함이 많았지만, 치료실습과 관찰실습을 통해 훌륭한 실습지도 선생님들로부터 꼼꼼한 지도를 받은 덕에 한층 성장할 수 있었던 것 같다. 지금도 그분들의 치료를 관찰하고 또 그분들로부터 지도받았던 것은 커다란 행운이었다고 생각한다.

+++

이렇게 2년 반의 힘든 공부를 마치고 2006년 8월, 나는 마침내 대학원을 졸업했다. 사실 이 과정을 무사히 마칠 수 있게 나를 결정적으로 끌어주고 격려해주었던 건 뛰어난 실습지도 선생님도, 완벽주의에 가까웠던 과 주임교수님도 아니었다. 나에게 가장 큰 원동력은 너무도 열심히 공부했던 같은 과 동기들이었다.

모든 대학원생이 열심히 공부하지만, 과 선배들이 "너희 기수는 왜

---

* 경찰서 취조실처럼 관찰실에서는 창을 통해 실습실 내부를 훤히 볼 수 있고, 실습실에서는 관찰실을 볼 수 없는 구조였다.

그렇게 열심히 해?"라고 물어볼 만큼 우리 기수 동기들은 정말 엄청난 노력파들이었다. 그런 동기들로 인해 내가 받는 성적은 B+ 또는 B-에 불과했다. '분명 시험 문제에 정답을 다 적었는데 왜 A가 아니지?'라고 의아하게 생각했으나, 동기들이 A+ 또는 A를 받은 답안지를 보고는 곧 수긍했다.

책 2쪽을 거의 그대로 옮겨 적을 만큼 엄청난 노력으로 완벽하게 책을 달달 외워서 시험 답안을 작성한 동기에게 우리는 '인간 스캐너'라는 별명을 붙여주었다. 시험뿐 아니라 발표 수업에서도 내가 논문 하나를 읽고 나쁘지 않은 수준의 준비를 했을 때, 어떤 동기는 몇 배의 시간을 들여 논문 2~3개를 읽고 비교해서 뛰어난 수준의 발표를 해냈다.

공부를 위해 태어난 사람처럼 할 수 있는 모든 노력을 기울이던 11명의 동기 사이에서 너무 뒤처지지 않으려고 발버둥을 쳤던 노력이 지금의 나를 더 나은 치료사로 만들어준 것 같다.

현재 모든 동기들의 근황을 아는 것은 아니지만, 2명은 국내에서 교수로 재직하고 있고, 최근에 소식을 알게 된 1명은 미국에 유학을 가서 그곳 대학의 교수가 되었다고 한다. 나머지도 대부분 아산병원, 삼성병원 등의 대형종합병원에서 근무했다.

여담이지만 그렇게 뛰어난 동기들도 내가 실습을 위해 만든 블록 장난감을 종종 빌려 가곤 했다. 아마도 나는 그때부터 치료 도구를 만드는 데 재능이 있었던 것 같다.

앞서도 말했지만 긴 학제를 압축해놓은 이 대학원 과정을 통해 개인의 노력에 따라 많은 것을 얻어갈 수도, 그러지 못할 수도 있다. 어떤 일이든 처음 시작할 때는 노력이 필수적이지만 언어재활사가 되고자 한다면, 특히 나처럼 학부에서 언어치료를 전공하지 않은 채 대학원에 진학했다면 짧은 2년 동안 정말 많은 시간과 노력을 쏟아야 한다. 반대로 말하면, 열심히 하기만 한다면 누구라도 대학 또는 대학원을 졸업할 수 있고 또 언어재활사가 될 수 있다는 의미이기도 하다.

모든 사람이 그렇게 뛰어난 학생이 아닐지라도, 나의 치료 도구 만드는 재능처럼 자신만이 할 수 있는 것을 발견하게 될지도 모른다. 시작하기로 마음을 먹었다면 희망을 끈을 놓지 않고 끝까지 나아가자. 분명히 결실을 볼 수 있을 것이다.

💡 언어재활사 관련해서 자주 묻는 질문과 답

Q. 저는 고등학생입니다. 언어재활사가 되기 위해서 지금부터 어떤 준비를 해야 할까요?

A. 언어치료는 의학, 교육학, 언어학 등이 병합된 학문입니다. 고등학생 선에서 할 수 있는 준비로는 가장 먼저 국어문법과 같은 국어 공부를 충실히 하는 것입니다. 문법을 몰라서 고생하는 치료사가 많습니다.

또한 미국 학제에서는 생물, 화학, 물리 같은 과목이 필수인 만큼, 이런 공부를 충실히 하는 것도 중요하다고 생각합니다. 생물은 해부학과 관련되어 있고 물리는 음성장애 영역과 관련이 많습니다. 저는 개인적으로 물리를 너무 싫어해서 음성장애를 공부할 때 애를 많이 먹었답니다.

남은 것은 언어치료학과에 들어가기 위해서 수능 공부를 하는 것이겠죠?

Q. 나이가 많은데도 언어재활사가 될 수 있을까요?

A. 현재 나이가 30대에서 40대 초반이라면 가능합니다. 현재 제 치료실에는 50대에 공부를 시작해서 언어재활사가 된 분도 있습니다. 사실 그 이상이라도 가능합니다. 오히려 여태껏 쌓은 인생 경험이 이 일을 하는 데 좋은 자산이 되기도 합니다. 부모님이라면, 아이를 다루지 못해 쩔쩔매는 20대 치료사보다는 나이가 어느 정도 있는 치료사를 아무래도 더 신뢰하지 않을까요?

성인 언어치료를 할 때도 사람의 삶을 이해하는 나이 많은 치료사가 파릇파릇한 치료사들보다 못할 이유는 없습니다. 다만 엄청난 양의 공부를 할 각오를 하고, 학교를 떠난 지 오래되어 20대만큼의 암기력이 따라주지 못하는 고통을 감내할 각오를 한다면요. 저도 서른 살에 대학원 공부를 시작했습니다. 단순히 졸업하기 위해서나 자격증을 따기 위해서가 아니라, 치료를 잘하기 위해서 많은 양의 공부를 해야 합니다. 이것만 해낼 수 있다면 나이가 어떻든 얼마든지 언어재활사로 일할 수 있습니다.

다만 나이가 많다면 종합병원이나 복지관 같은 큰 조직에는 취업하기 어려운 게 사실입니다. 사설 치료실에서도 원장이 자신보다 나이 많은 치료사를 부담스러워하는 경향은 있습니다. 하지만 전반적으로 나이 때문에 일을 아예 못 하는 경우는 없습니다. 저처럼 나이 많은 선생님을 선호하는 원장도 있으니까요. 중요한 것은 나이가 아닌 실력입니다.

Q. 언어재활사가 되기 위해 공부 외에 무엇을 더 준비할 수 있을까요?

A. 노인전문병원이나 재활병동에서 성인 및 아동 환자들을 대상으로 자원봉사를 하거나, 다른 병동에서라도 자원봉사를 하면 좋을 것 같습니다. 복지관, 어린이집, 보육원 등의 기관에서 봉사활동을 하며 아이들을 관찰하는 것도 좋습니다. 환자나 장애 아동을 많이 만나는 직업이지만, 일반 아동에 대해서도 잘 알아야하니까요. 저도 대학원에 입학하고 나서 이런 경험이 없는 것이 너무 아쉬웠습니

다. 자원봉사를 하면서 이 일이 나에게 맞을지도 생각해보면 좋을 것 같습니다.

Q. **학부 졸업하고 늦게 공부하려고 하는데 학부 편입, 대학원, 사이버대학 등 선택지가 많아서 고민입니다.**

A. 공부 측면에서만 본다면 저는 개인적으로 대학원 진학을 추천합니다. 학부에 비해 소수가 모여서 공부한다는 장점이 있고, 등록금이 비싼 만큼 논문 지도나 치료 실습 등에서 좀 더 지원이 많다고 생각합니다. 학부에는 대개 20대 친구들이 많아서 뒤늦게 공부를 시작한 경우 조금 외로울 수도 있고요. 또한 대학원을 나오면 조금이지만 취업이나 연봉 등에서 우대받는 면도 있습니다.

등록금이나 현실적인 시간을 생각하면 학부 편입이나 사이버대학도 좋은 선택지입니다. 다만 사이버대학은 기본적으로 자가학습을 해야 하는 외로운 싸움이라는 점도 고려해야 할 것 같습니다. 저도 해외 학교에서 자가학습으로 몇 학점을 땄는데, 혼자 공부하면서 시험까지 준비한다는 것이 쉬운 일은 아니었습니다.

Q. **대학원에 가려면 영어를 잘해야 하나요?**

A. 입학 과정에서 영어 해석 시험을 보는 곳이 있습니다. 제가 공부할 때만 해도 한국어 교재가 없어서 원서로 공부했기에 영어는 필수였습니다. 지금은 한국어로 된 교재와 논문이 늘어나면서 예전만큼 절실히 필요한 건 아니지만, 여전히 영어 실력은 좋을수록 공부하는 데 유리합니다. 저 또한 영어를 할 수 있기에 아직은 자

료 제한이 많은 국내보다는 해외 사이트와 유튜브, 영어 원서 등에서 좋은 정보를 많이 얻는 편입니다.

Q. 저는 자폐아를 둔 엄마인데 아이를 위해서 직접 언어치료를 공부할지 고민 중입니다.

A. 일단 이런 결정을 내리기 위해서는 본인이 공부를 좋아하는 타입이어야 할 것 같습니다. 언어병리학(언어치료학)은 방대한 학문입니다. 내가 언어치료를 배워서 직접 아이를 가르치면 좋을 것 같은 마음에 입학하더라도 자녀의 증상과 아무런 관계가 없는 많은 과목도 공부해야 합니다. 물론 이상적으로 공부를 잘 마친다면 자녀에게 더할 나위 없는 도움이 될 것 같습니다. 현직 교수님 중에도 아이 때문에 직업을 바꾼 분이 있고, 제 지인 중에도 대기업을 다니다가 아이 때문에 일을 그만두고 언어재활사가 되어 치료실을 개업하거나 응용행동치료사(ABA 프로그램을 기반으로 주로 자폐 아동을 치료하는 치료사)가 된 사례도 있습니다.

그런데 공부하는 2년 동안 아이랑 관계없는 음성장애, 신경언어장애 공부를 하다가 정작 아이를 돌볼 시간이 부족해 공부를 중도에 그만두는 사례도 많습니다. 제가 부모님의 입장이 아니라 딱 잘라 말하기는 어렵지만, 이 일을 직업으로 하고 싶은 것이 아니거나 또 공부를 좋아하는 타입이 아니시라면 차라리 경력 많은 치료사 선생님들로부터 '치료 코칭'을 받는 편이 더 낫지 않을까 생각합니다.

최근에 6개월 정도 제가 치료 코칭을 하는 어머니가 있는데, 언어치료에 대해 전혀 모르시지만 너무 훌륭하게 수행하셔서 단어 몇 개만 말하던 초등학생 아이가 짧은 문장을 말할 수 있게 되었습니다. 요즘은 저보다도 어머니가 치료할 때 아이 반응이 더 좋습니다.

Q. 남자도 언어재활사로 일할 수 있나요?

A. 솔직하게 말하면, 남성 언어재활사의 경우 기관에 따라 취업에 제한이 있을 수도 있습니다. 특히 아동 분야에서는 보호자가 보통 여성이기 때문에 남성 치료사를 불편해하는 보호자도 있습니다. 그러나 사설 치료실에서 일하는 남성 언어재활사 중에서 오히려 여성 보호자에게 더 큰 신뢰를 받는 분들도 있으니 너무 고정관념을 가질 필요는 없습니다. 제 치료실에도 남성 언어재활사가 일하고 있습니다. 워낙 치료를 잘하셔서 어머님들이 다 좋아하시고, 요즘은 아버님들이 치료실에 오기도 하는데 그럴 때는 제가 했을 때보다 더 원활하게 보호자 상담이 이루어지는 것 같습니다. 병원 쪽에서는 성별이 크게 문제 되지 않습니다. 오히려 노인 환자 중에는 남성 환자가 더 많고, 때에 따라 남성 치료사가 더 선호되기도 합니다. 남성 언어재활사는 주로 음성장애, 신경언어장애 쪽에서 일하고 있습니다.

Q. 일을 처음 시작하는 20대 치료사입니다. 경험도 없고 아이들도 잘 몰라서 보호자들한테 무시당할까 봐 걱정됩니다.

A. 저는 서른두 살에 일하기 시작했는데, 믿기지 않을 수도 있지만 너무 어려 보여서

사람들이 대개 20대로 보았습니다. 그 나이에는 아이들에 대해서도 잘 몰랐습니다. 아동 환자의 보호자뿐 아니라 성인 환자의 보호자들도 너무 어려 보이는 저보다는 나이가 많아 보이는 선생님을 더 선호하는 것이 느껴졌습니다.

그래서 저는 상담시간에 누구보다 전공지식을 잘 활용해서 설명하려고 노력했습니다. 어머니들이 육아와 가정 문제를 상의할 때면 아는 것이 없어서 식은땀도 났지만, 집에 가서 책이라도 보고 와 더 많은 정보를 전달하려고 노력했던 것 같습니다. 무시당할 수도 있습니다. 그럴수록 전문가가 되려고 해야 합니다.

사실 20대라면 30대였던 저보다도 공부하기에 적합한 나이입니다. 많은 분량의 전공책을 소화해서 학문을 깊이 있게 갈고닦을 수 있습니다. 그런 전문성을 가진 20대라면 나이 들어서 늦게 공부를 시작한 사람보다 더 좋은 조건일 수 있습니다. 20대 치료사는 체력도 좋고 아이들과 나이 차이가 크지 않아서 더 신나게 놀아줄 수 있다는 장점도 있습니다. 병원에서는 나이가 많은 치료사보다는 일을 많이 할 수 있는 20대 후반 혹은 30대 초반의 치료사만 뽑기도 합니다. 어느 기관에 취업해도 나이 때문에 차별당할 일도 없습니다.

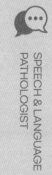

(제2장)

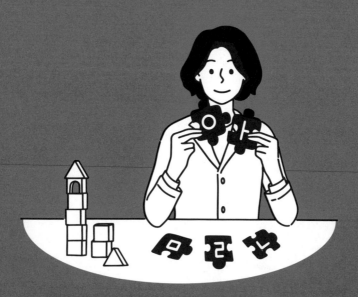

병원에서의
첫걸음

그리고
언어재활사로서의 10년

청각재활 분야에
취업하다

언어재활사로 첫 취업

실습이 마무리 단계에 들어가는 대학원 4학기부터 실질적으로 취업이 시작되었다. 4학기 내에 논문을 쓰고 졸업해서 취업하는 이들도 있지만 5학기까지 논문을 쓰면서 일을 병행하는 경우도 흔했다. 대개 졸업 전에 한국언어재활사협회에서 주관하는 필기시험을 보는데(당시에는 국가고시가 없던 시절이라서 협회에서 주관하는 시험을 보았다), 대학원 동기가 11명뿐이라 시험에 떨어진다면 교수님과 과 전체가 알게 되는 망신스러운 상황이어서 대부분은 졸업 전에 어떻게든 시험을 통과했다.

자격증 시험을 통과해도 당시에는 취업해서 1년 동안의 슈퍼바이징 과정을 끝내야 비로소 정식으로 자격증을 받을 수 있었다. 나도 졸업하고 2년이 지난 후에나 슈퍼바이징 과정을 통해 협회 자격증을 받았다.

현재는 슈퍼바이징 제도가 없어지고 졸업 전에 자격증 시험을 보면 졸업 후 언어재활사 국가자격증이 나와서, 나처럼 논문을 쓰면서 치료사 일을 병행하기란 어려운 것으로 안다. 개인적으로 슈퍼바이징 기간에 배우는 것이 많았기 때문에 자격증 간소화라는 명목으로 이 제도가 없어진 것을 매우 애석하게 여긴다.

졸업 후 취업 분야를 결정하는 데 학생 때의 치료실습이 중요한 역할을 하기도 한다. 어차피 새내기 치료사를 뽑는 거지만 치료실이건,

슈퍼바이징 과정

내가 대학원을 졸업했을 때는 대학원 졸업 이후 1년간 현장에서 일하면서 1급 자격증을 가진 선배에게 정해진 시간 동안 실제 치료에 대한 슈퍼바이징을 받아야 했다. 슈퍼바이징이란 1급 자격증을 가진 치료사에게 치료계획서와 치료 장면을 녹화한 비디오를 내고 직접 지도받는 과정을 뜻한다. 이는 미국 학제의 방식을 그대로 옮겨온 것이었다. 슈퍼바이징 과정은 쉽진 않지만, 대학원을 막 졸업하고 한참 현장에서 헤맬 때 경력 있는 선배 치료사가 잘못된 점을 직접 지도해주기 때문에 치료사로 성장하는 데 많은 도움이 되었다.

이렇게 슈퍼바이징 과정을 마치면 비로소 정식 1급 자격증을 받을 수 있었는데 당시에는 국가자격증이 아닌 민간자격증이었다. 이후 2014년에 국가고시가 생기면서 기본 자격증을 보유한 사람들은 국가고시 전환시험을 보게 되었다. 후에 두바이에서 치료사로 일하기 위해 보았던 구술시험까지 합쳐서 나는 모두 세 번의 언어재활사 시험을 보았다. 공부할 때는 매우 힘들었지만 지나고 나니 너무 타이트한 대학원 과정 중에는 미처 이해하지 못했던 공부를 보충해서 할 수 있는 기회였다.

병원이건 조금이라도 치료실습 경험이 있는 졸업생들을 뽑으려고 하는 편이다.

내가 졸업했던 2000년대 중반은 한창 청각재활 분야의 인력 수요가 늘어나던 시기였고 개인적으로도 가장 관심이 가는 영역이었다. 하지만 학교에서 청각재활 분야로 실습하러 갈 수 있는 자리가 딱 하나뿐이었다. 나 말고도 이 분야에 관심 있던 동기가 있어서 우리는 이 자리에 누가 갈지를 가위바위보로 정해야 했다. 기도까지 하면서 진지하게 임했지만 결국 나는 다른 분야에 배치됐다.

원하는 곳에서 실습을 못 하게 되자 마음이 불안해졌다. '앞으로 청각재활 분야에서 일을 못 하게 되면 어쩌지?' 하는 걱정에 몰래 울기까지 했다. 청각재활 분야에서 실습했던 동기가 나중에 종합병원 이비인후과에 취업하는 것을 보고는 더욱 심란했다. 지금은 치료사 구인공고가 하루에도 몇백 개씩 쏟아지지만, 당시에는 언어재활사의 수도 적었고 시장 수요도 아직 많지 않았다. 좋은 취업 자리가 과사무실로 전달되어 오면 교수님 재량으로 졸업생을 면접 보내기도 했던 때였다. 나는 막상 취업할 때가 되니 어디서부터 어떻게 일을 구해야 할지 몰라 난감했다.

다행히 대학원에서 청각재활 강의를 해주셨던 선배님의 추천으로 나도 청각재활 분야에서 일을 시작할 수 있었다. 내가 처음에 기대했던 종합병원은 아니었지만 청각재활 전문 병원이었다. 이 병원은 신촌 세브란스 이비인후과에서 인공와우수술을 전담하던 교수들이 개원한 곳으로, 입원실과 검사실을 갖췄으며 3층짜리 단독 건물을 사용하는 병원이었다. 우리나라는 해외처럼 한 가지 진료과만을 전문으로 하는 전문 병원이 많이 활성화되지 않아서 사람들은 로컬의 작은 병원으로 생각했지만, 이 병원은 당시에 서울대병원, 세브란스병원, 서울아산병원, 삼성서울병원과 함께 서울에서 인공와우수술이 가능한 병원 5곳 중 1곳이었다. 병원에는 의료진 3명, 청각사 4명, 간호사 10명 그리고 나와 같은 언어재활사 4명이 일하고 있었다.

청각재활 분야란?

다소 난해할 수도 있지만 청각재활 분야를 이해하려면 먼저 인공와우수술에 대한 설명이 필요할 것 같다.

우리의 청각 활동을 위해서는 어떤 소리가 외이, 중이, 내이를 거쳐 뇌로 이어지는 복잡한 과정이 필요한데, 그중에서 중요한 역할을 하는 기관 중 하나가 달팽이관(cochlear) 안에 있는 청신경이다. 이 청신경이 손상되면 소리를 완전히 못 듣게 되거나 미세한 정도의 청력만 남게 된다. 만일 귀의 다른 기관에 문제가 있다면 일부 청력만 손상된 경우라서 대개 큰 소리를 못 듣는다거나 고주파(높은 소리)를 못 듣는 문제가 생긴다. 이럴 때는 보청기를 착용해서 청력에 도움을 받을 수 있다.

과거 청각재활 분야는 이처럼 보청기를 착용한 환자들의 듣기 훈련과 언어발달을 돕는 것이 주된 일이었다. 하지만 청신경이 완전히 손상되어 소리를 전혀 못 듣게 되면 치료가 어려웠고, 환자들은 결국 수화를 사용해서 의사소통을 해야 했다. 이 환자들의 듣기 훈련을 하는 언어재활사들도 수화를 배워야 했다.

그러다 1970년대 이후 미국에서 달팽이관 안에 청신경을 제거하고 인공전극을 넣는 수술법이 활발하게 진행되었다. 이것을 인공와우수술(Cochlear implant surgery)이라고 한다. 이 때문에 과거에 농인(deaf)이라고 불린 사람들이 수술 후 재활을 통해 정상 언어를 습득하고 일상생활을 하는 것이 가능해졌다. 눈을 못 보던 사람들이 볼 수 있게 되는 것만큼이나 매우 획기적인 의료기술의 발전이었다.

우리나라에서도 내가 대학원을 졸업하던 2000년대 전후로 정부가 인공와우수술의 의료보험을 지원하면서 인공와우수술은 전보다 활발하게 시행되었다. 하지만 수술하면 바로 앞을 볼 수 있는 개안 수술과는 다르게, 수술을 통해 인공와우를 착용한 환자들은 적정 청력을 위한 듣기훈련과 매핑(mapping)*을 꽤 오랫동안 해야 한다. 성인 환자들에게는 보통 1년에서 1년 반이 소요되고, 아동 환자들에게는 더 오래 걸려서 생후 12~20개월 이후에 치료를 시작하면 언어발달이 어느 정도 진행될 때까지 몇 년이나 걸린다.

* 전기 전극을 주파수별로 조절해서 최상의 청력을 찾아가는 과정을 말한다.

이 수술을 받은 모든 사람의 언어발달이 다 정상적이거나 모든 소리를 들을 수 있는 것도 아니었다. 개인적인 요인들과 기기 자체의 기술적 한계로 인해 동일한 결과를 기대하긴 어려웠다. 그럼에도 보청기에 의존해서 들어야 했던 과거에 비하면 이 수술은 청각장애인들에게 크나큰 혁명이었다.

이후에 인공와우 기기가 더욱 발전하면서 소리를 완전히 못 듣는 청각장애인뿐 아니라 보청기를 통해 어느 정도는 들을 수 있는 사람들에게도 인공와우수술을 하는 사례가 늘어났다. 이러한 수술과 재활의 과정에서 듣기훈련을 하거나 언어발달을 촉진해주는 것이 언어재활사의 역할이다.

언어재활사의 모든 분야가 다 나름의 매력이 있지만, 학교에서 배웠던 많은 장애군 중에서 나는 이 분야가 특히 매력적으로 느껴졌다. 병원에서 다른 전문가들과 협력해서 팀을 이루어 일한다는 점과 첨단기기를 사용해서 획기적인 발전이 가능한 분야라는 점, 그리고 그 과정에서 언어재활의 중요성이 매우 크다는 점 때문이었다.

새내기 언어재활사의
하루

대학원 졸업을 거쳐 자격증 시험을 보고 취업에 성공한 나는 마침내 정식 언어재활사가 되었다. 사실 언어재활사가 되는 과정을 마쳤다고는 하지만 초보 언어재활사의 첫 1~2년은 "죽을 맛이다"라는 말이 절로 나올 만큼 힘들다.

학교에서 배운 건 각각의 장애 분야에서 알아야 할 최소한의 필수 지식들에 불과하다. 본격적으로 일하게 된 장애 분야의 공부를 더 세부적으로 하면서 치료 스킬을 적용하고 발전시키는 것이 새내기 언어재활사가 해야 하는 일이다. 내가 선택한 청각재활 분야는 특히 인공와우 기기에 대한 공부부터 최신 치료법 등, 학교에서 배우지 않는 지식이 산재한 어려운 분야였다.

언어재활사의 일과

병원에서 일하는 언어재활사 업무는 종합병원의 경우 8시 반, 일반 병원의 경우 9시경부터 시작한다. 치료는 일반적으로 출근시간으로부터 30분에서 1시간 후에 시작하게 된다.

본격적인 치료 시작 전에 약 1시간 동안 그날 치료할 환자를 위한 준비를 한다. 나는 치료할 아이들을 생각하면서 장난감을 줄 세워놓고, 과제마다 어떤 놀이를 할지 일일이 다 정해놓아야 안심하고 치료를 시작할 수 있었다. 좀 더 어려운 케이스의 아동이 오는 날은 1시간이라는 준비시간도 부족하게 느껴졌다. 그런 날에는 더 일찍 출근해서 과제를 짜기도 하고, 때론 점심도 거르며 준비하기도 했다.

그렇게 준비해도 막상 치료하다가 무언가 잘 풀리지 않으면 식은땀이 흐르고 손이 떨리는 순간이 허다했다. 어떤 환자의 치료가 잘 안되는 경험을 한두 번 하면, 다음번엔 그 환자가 오기 전날부터 중압감으로 몸이 아프기도 하고 밤새 가위에 눌리기도 했다. 지금이야 능숙하게 아이에게 맞는 치료 준비를 할 수 있게 되었고 장난감을 특별히 정하지 않고도 치료할 수 있지만, 이런 여유가 생긴 건 치료를 시작하고 7~8년은 지난 후였다.

그래도 선배 치료사들과 함께 일한 덕분에 초보 치료사인 나에게 너무 난해한 케이스가 오지 않았고, 혹시 치료가 너무 어려울 때는 선배 치료사에게 조언을 구할 기회가 많았다. 비록 논문 때문에 학기를 다니면서 4일만 출근하는 자리였지만 내가 6개월간 월 50만 원이란 박봉을 받으면서 이 직장을 다닌 이유가 바로 이런 점 때문이었다.

내가 새내기 치료사 시절에 일했던 기관들은 선배들이 틀을 잘 잡아 놓아서 치료사마다 하루에 소화할 수 있는 적정 치료의 수를 잘 지켜주는 편이었다. 보통 오전에 2~3개, 오후에 4개 정도의 치료를 해서 하루에 평균 6~7개 정도의 치료를 했다.

하루에 치료를 10~11개씩 하는 병원에서 일하거나, 사설 치료실의 적은 급여를 메우기 위해 많은 환자를 보는 치료사들도 있지만, 나는 급여를 조금 포기하는 대신 업무량을 적절히 조절할 수 있는 곳을 선택했다. 현재도 나는 특별한 일이 아니면 치료가 하루에 6~7개를 넘지 않도록 일정을 짜는 편이다.

병원 업무는 보통 오후 5시 반에서 6시에 끝났는데, 처음 2~3년 동안은 정시에 퇴근한 적이 별로 없었다. 대부분은 병원에 남아서 치료 내용을 정리하거나 선배들에게 케이스에 대해 물어보곤 했다.

당시 내가 다닌 병원에서는 일주일에 한두 번씩 있는 의료진 회의에서 돌아가며 논문 리뷰를 하거나 환자 케이스를 발표했는데, 새내기 치료사인 나도 한 달에 한 번은 발표해야 해서 발표가 다가오면 늦게까지 남아 발표 준비를 하기도 했다. 때로는 특별히 뭘 하지 않아도 치료에 대한 여러 가지 생각으로 집에 못 갈 때도 많았다.

조금 일찍 퇴근하는 날이면 새로운 장난감이나 치료에 도움이 될 만

한 물건을 찾기 위해 잡화용품 매장에 가서 1시간 넘게 물건을 둘러봤다. 나의 부족한 치료 스킬을 보완하기 위해 신기한 물건으로 아이들의 이목을 끌려는 얄팍한 생각 때문이었다.

처음 몇 년은 성장하는 시기

지금 학교를 졸업하는 후배 치료사들에게 나는 적어도 첫 1~2년은 돈보다는 배울 것이 많은 자리에 가라고 조언해주고 싶다. 물론 급여가 좋은 직장에서 배우면서 일할 기회도 있다면 최상이겠지만, 자신에게 그런 행운이 오지 않는다면 스스로 성장하기 위해 새내기로 일하는 기간에는 약간의 희생이 필요하다. 투자라고 생각해도 좋다. 분명히 이 기간 내내 '내가 왜 이 일을 한다고 했을까?', '나는 진짜 이 일이 안 맞아', '남의 인생 망치지 말고 그만두자…' 같은 생각들이 끊임없이 자신을 괴롭힐 것이다.

그렇게 3~4년만 지나면 어느새 다른 사람보다 크게 성장해 있는 자신을 보게 될 것이다. 언젠가는 정시 퇴근과 일정 수준 이상의 급여를 보장받는 날도 오겠지만 첫 1~2년은 어려울 것이다. 나는 남들보다 실력이 많이 부족해서였는지 그런 시기가 치료사가 된 지 5년 만에 왔다.

세월이 지나서 생각해보니 치료가 막힐 때나 뭐가 잘 안될 때, 최상의 방법은 남에게 묻는 것도 아니고 장난감을 찾아 몇 시간씩 매장 안을 헤매는 것도 아니었다. 제일 좋은 방법은 전공책을 읽고 또 읽으면서 기본에 충실하는 것이었다.

학교 다닐 때는 책에 있는 말이 무슨 뜻인지도 잘 모르는 상태에서 공부하는 경우가 많았다. 시험을 보기 위해 달달 외우는 것에 급급했다. 하지만 나중에 치료사가 되어 직업 현장에서 일하며 전공책을 다시 펼쳤을 때 '아, 단어인출이라는 게 이런 거였구나', '기능적인 치료접근법은 이렇게 하라는 뜻이구나' 하며 새로운 시야를 갖게 됐다. 바로 책 속의 이론들이 실재가 되어 내 앞에 살아 움직이는 순간이다.

이런 경험을 몇 번 하면서 그제야 매주 쪽지시험을 보고 석차를 공개했던 우리 교수님께 감사하는 마음을 갖게 됐다. 당시에는 우리가 고등학생도 아닌데 이제 무슨 짓인가 싶었지만, 지금까지도 어떤 책의 어느 부분에 내게 지금 필요한 전공 이론이 있는지 기억할 수 있는 건 다 그 쪽지시험 덕분인 것 같다.

종종 새내기 선생님과 언어치료 이론에 대해 이야기를 나누다 보면 책에 어떤 내용이 있는 줄도 모르는 분들이 있다. 물론 그 많은 장애와 이론을 한꺼번에 외우는 과정에서 몇 가지 관심이 없는 것들은 잊을 수도 있겠지만, 실제 임상에서 일하며 헤매지 않으려면 학교 다닐 때 열심히 공부해야 하며 졸업하고도 책을 놓지 않아야 한다는 점을 기억하자.

처음으로 들은
감사 인사

언어재활사로 일하면서 오래 기억에 남는 환자와 보호자는 많지만, 새내기 치료사 시절에 만났던 한 아이와 부모님이 지금까지도 유독 기억에 남는다.

첫 직장에서 일한 지 2년 차가 되어가던 무렵이었다. 나는 인공와우 수술을 한 지 2년 된 네 살짜리 여자아이의 치료를 맡았다. 이 아이는 같은 병원의 선배 치료사가 치료하던 아이였는데 출산 준비로 선배가 치료 수를 줄이면서 내가 맡게 되었다.

경력 많은 선배가 치료하던 아이였기에 처음에 나는 치료를 비교당하지는 않을까 하며 내심 스트레스를 받았다. 다행히 치료는 비교적 순조롭게 진행되었지만, 처음 맡을 때부터 나는 이 아이의 반응이 뭔가 좀 이상하다고 느꼈다. 아이가 순간순간 듣지 못하는 것 같은 반응을 보였고, 치료할 때마다 듣는 정도나 과제를 수행하는 수준도 계속해서 달라졌기 때문이다. 인수인계를 받으면서 이런 징후에 대해 설명받은 적이 없었기에 처음에는 그냥 우연이겠지, 하고 넘겼다.

그렇게 석 달이 지났다. 아이를 치료하며 기록한 데이터가 쌓이면서 나의 의구심은 조금씩 확신으로 굳어졌다. 그전에 치료했던 선생님에게 물어도 보고 이 아이를 매핑하는 청각사 선생님과도 상의했지만 다들 별다른 이상이 없다는 말뿐이었다. 그냥 여기서 그만할까, 하는 생각도 들었지만 '혹시라도 정말 이상이 있다면?' 하는 마음을 떨칠 수 없었다. 내 생각이 틀렸다 하더라도 '어차피 나는 초보니까 내가 한번 창피하면 그만'이라는 생각으로 아이어머니와 이 문제를 상의했다.

처음에는 어머니도 당황하셨지만 생각해보니 내가 말한 것 같은 증상이 집에서도 있었다며 동의하셨다. 이후 문제의 원인을 찾기 위해 아이는 여러 가지 검사를 받았다. 이때까지만 해도 마음 한편에는 내가 아무것도 모르면서 괜한 말을 한 건 아닐까 하는 두려움이 있었다.

얼마 후에 첫 번째 직장을 나와 이직하면서 나는 그 아이의 일을 잊어버렸다. 잠시 일을 쉬면서 교회 수련회에 참석하던 중에 모르는 번호로 전화 한 통이 왔다. 마침 쉬는 시간이어서 전화를 받았는데 바로 그 아이의 어머니셨다.

어머니는 내가 말한 이상함의 원인을 찾았다고 하셨다. 이식한 인공와우 기기가 귓속에서 망가졌던 것이었다. 이를 인공와우 패일리어 (Cochlear implant failure)라고 하는데, 수술 후 간혹 발생하는 일이다.

나로선 이 문제의 원인이 기기의 패일리어 때문이었는지는 알지 못했지만, 내가 몇 개월간 품었던 의심이 증명되는 순간이었다. 어머니 말에 따르면 기기가 망가진 지 꽤 되었다고 한다. 내가 이상하다고 말해주지 않았으면 원인도 모르고 아이가 몇 년을 허송세월로 보낼 뻔했다고도 하셨다. 그래서 이미 퇴직한 나의 번호를 병원에 물어서 직접 전화를 해주셨던 것이다. 어머니는 연신 고맙다는 말을 덧붙이셨다.

그때 나는 이직과 함께 치료사로서의 자신에 의구심을 가지며 굉장히 의기소침해 있었다. 그러던 중에 받은 이 전화가 적지 않은 위로가 되었다. 나는 초보였기에 환자 반응을 더욱 열심히 체크했고, 뭔가 이상하다는 생각이 들면 몇 달이 걸려도 그 문제에 대해 생각해보곤 했다. 그런 하루하루의 성실함 덕분에 아이의 문제를 조기에 발견할 수 있었다. 크게 대단한 일은 아니지만, 그 아이의 인생에 내가 조금이라도 보탬이 되었을 거라고 생각하면 절로 미소가 지어진다.

언어재활사로서 누군가를 돕기 위해 반드시 많은 경력과 대단한 치료 스킬이 필요한 것은 아닐 수 있다. 사실 새내기 치료사로서의 몇 년은 거의 매일 의기소침해지고 자신이 없어서 주눅 드는 시기이다. 그러나 누구에게나 처음은 있다. 그 미숙함 속에서도 하루하루를 성실하게 보낸다면 누군가에겐 충분히 좋은 치료사가 될 수 있다.

고민은 때로 무기가 된다

언어재활사로 일한 지 15년이 넘은 지금도 나는 환자 반응을 매일매일 성실하게 기록하고 있다. 뭔가 이상하다고 느끼면 며칠, 몇 달, 혹은 몇 년이라도 그 환자에 대해 생각한다. 그렇게 생각하다 보면 어떤 땐 전공책을 다시 읽다가, 어떤 땐 세미나에 참석하다가, 어떤 때는 심지어 밥을 먹다가 불쑥 "아하!" 하고 떠오르는 것들이 있다. 새내기일 때 고민하던 어떤 케이스는 무려 7년이 지나서 이해된 적도 있다.

고민할 때마다 매번 어떠한 결과를 얻거나 기발한 생각을 해내는 것은 아니지만 그런 고민과 시행착오들이 몇 년 동안 쌓이면서 아이들의 언어가 오랫동안 지연된 원인을 찾거나 중요한 단서를 발견하는 데 도움을 주기도 한다.

새내기 치료사가 어떤 치료에 서툰 건 당연한 일이다. 그럴 때 그 환자 케이스를 잊지 않고 고민한다면 나중에 비슷한 환자를 만났을 때 더 나은 도움을 줄 수 있을지도 모른다. 만일 그 환자를 그대로 잊어버린다면 아무리 경력이 쌓인다 한들 다음에 그와 비슷한 환자를 만났을 때 여전히 아무것도 할 수 없다는 무력감을 또다시 경험하게 될 것이다.

언어재활사로 일하면서 경험하게 되는 성공적인 치료도, 실패한 치료도 모두 나를 좋은 치료사로 발전시키는 훈련이 된다. 나의 고민들은 나와 함께 10여 년을 보낸 환자들이 선물해준 소중한 자산이고, 자랑스러운 나의 무기가 되었다.

대형 종합병원으로
이직하다

종합병원 이비인후과

첫 직장에서 2년 반을 보내고 약간의 휴식 후에 나는 바라던 종합병원에서 일할 수 있게 되었다. 신촌 세브란스병원 이비인후과에서 인공와우재활을 담당하게 된 것이다. 학생 때부터 세브란스병원 재활의학과에서 실습하며 언어재활사 선생님들을 봐왔던 나에게, 하얀 가운을 입고 의료진과 협력해서 환자를 치료하는 선생님들의 모습은 마치 언어재활사의 이상향 같은 것이었다.

병원에서 일하는 언어재활사를 양성하는 데 맞춰진 연세대 언어병리학과의 학제, 종합병원에서 일하는 경력 많은 선배들의 강의 등, 그 모든 것이 반드시 종합병원에 가야 한다며 학생 시절의 나를 세뇌하는 것 같았다. 더구나 11명의 동기 중에 반 이상이 아산병원, 삼성병원, 서울대병원 같은 종합병원에 입사했기에 더욱더 간절한 마음이었다. 당시의 나에게는 그런 병원에서 일하지 않으면 치료사로서 주류에서 밀려날 것이라는 생각이 있던 것 같다.

이런 허영에 가까운 동경이 아니더라도 실제로 종합병원에서 치료사로 일해보는 건 매우 추천할 만하다. 지역 병원이나 치료실에서 해결되지 않은 어려운 케이스가 모이는 곳이 종합병원이다. 다른 직장에서는 접할 수 없는 다양한 증상의 환자를 만날 수 있고, 의료진과 협력해서 그런 환자를 체계적으로 치료하는 경험도 할 수 있다.

나는 대학원 시절에 관찰실습을 지도해주셨던 치료사 선생님이 같은 병원 이비인후과에서 이미 일하고 계셨기에 더욱 배울 것이 많았다. 그때 나는 졸업 후에 받는 슈퍼바이징 과정을 마치지 못한 상태였는데, 이 선배에게 슈퍼바이징을 함께 받으면서 일할 수 있었다는 것도 장점이었다.

나는 자신의 치료에 대한 평가와 지도를 받는 동시에 선배의 치료를 관찰하면서 안목을 넓혀갔다. 이런 기회는 앞으로 많지 않을 것이라는 생각에 아무리 일이 많고 피곤해도 내 치료가 비는 시간이면 옆방으로 달려가 선배의 치료를 관찰했다.

선배의 치료를 관찰할 때마다 느끼는 건, 새내기 치료사인 나는 굉장히 어려운 방법으로 끌어내는 목표를 선배는 놀랍게도 단 몇 마디 말로 이끌어낸다는 점이었다. 요즘 들어 점점 나의 치료가 간단해지는 것을 보면 나도 이제야 그분의 치료에 가까이 다가가고 있는 건 아닐까 하는 생각이 든다.

이곳에서의 주요 업무는 전 직장과 같이 청각장애 환자의 언어재활을 돕는 것이었다. 더불어 음성장애, 조음장애, 언어장애 그리고 종종 재활의학과 언어치료실에서 대기인원 초과로 넘어오는 중증장애 환자나 신드롬 환자들도 치료할 기회가 있었다.

처음에는 청각장애 외의 환자군에는 크게 관심이 없었지만 점차 다른 장애군을 접하면서 흥미를 갖게 되었다. 이런 경험들은 나중에 청각재활 분야를 벗어나는 계기가 되기도 했다.

첫 직장을 다닐 때도 그랬지만, 세브란스에서는 1년에 한두 번씩 각종 인공와우 관련 워크숍과 콘퍼런스에 의무적으로 참석해야 했다. 수술 기법이나 기기의 변화가 빠르게 진행되는 만큼, 인공와우 분야에서 일하기 위해서는 시장 동향이나 타 인공와우센터의 전략과 연구결과 등을 빠르게 섭렵하는 게 중요하기 때문이었다.

인공와우센터별로 자체적인 발표 실적을 내야 했기에 나도 춘계·추계 학회마다 간단한 포스터 발표를 했다. '포스터 발표'라는 것은 소논문처럼 간단한 실험을 하고 그 결과를 포스터 형식으로 만들어 구두로 발표하는 활동을 말한다.

솔직히 치료사 업무에 적응하기도 어려운 시기에 학회에 참석하고 발표까지 소화하려니 너무 바쁘고 힘들었지만 한편으론 혼자 일하면서는 하지 못했을 중요한 경험을 하게 해준 소중한 시간이었다. 덕분에 나의 치료사 경력 중 세브란스에서의 2년이 내가 가장 많이 성장할 수 있었던 시절이 아니었나 싶다.

그 외에도 병원이 졸업한 모교 바로 옆에 있어서 학교 도서관이나 일부 시설을 이용할 수 있다는 점, 정직원이 된다면 사학연금까지 받을 수 있는 점에서 꽤 매력적인 직장이었다. 학교 도서관에 값비싼 전공책을 신청해서 마음껏 읽고, 직원들에게 제공되는 해외논문 사이트 아이디로 언어치료 관련 국외 논문도 쉽게 볼 수 있었다. 아침에 출근할 때 학교에 가는 학생들 틈에 끼어 젊음의 열기를 느끼거나 가끔 점심시간에 학교 도서관 옆 잔디밭에 누워서 하늘을 보는 여유는 덤이었다.

계약직 언어재활사의 설움

화려해 보이는 이곳에서의 생활 뒤에는 2008년 당시, 사회 전반에 걸쳐 있던 계약직 문제로 겪어야 했던 뼈저린 아픔도 있었다. 종합병원에 취직한 동기들 모두가 계약직이었다. 내 자리도 2년간 계약직으로 일하던 선배가 다른 곳에 정규직으로 가면서 난 자리였다. 이비인후과에서는 언어재활사들을 정규직으로 전환하는 것이 필요하다고 병원 측에 계속해서 건의했지만 이미 1명의 선배 치료사가 정규직이라는 이유로 매년 이사회의 승인이 나지 않았다.

사실 간호사, 물리치료사 등 의사를 제외한 다른 직종의 처우도 좋지만은 않지만, 큰 종합병원 내에 5명 미만에서 적게는 1명만 배치되기도 하는 언어재활사의 처우는 더욱더 열악했다. 간호사 1명의 티오를 내는 것은 쉽게 이사회 승인이 나는 일이지만 언어재활사의 티오를 내는 건 몇 년간 이루어지지 못했다.

선배가 정규직이 못 됐기에 나에게 계약직으로 일할 기회가 온 것이기도 하지만, 2년 후면 나도 여기를 떠나야 한다는 생각이 항상 나를 불안하게 했다. 그때마다 나만은 꼭 정규직이 되어서 이곳에서 계속 멋지게 일할 수 있을 것이라며 자신을 세뇌했다. 중간에 다른 병원에서 신경언어장애 파트의 정규직 자리를 제의받고도 가지 않았을 정도로 나는 근거 없는 신념에 차 있었다.

아무리 15년 전이라고는 해도 월 200만 원이 안 되는 급여를 받는 계약직 언어재활사였지만, 나는 언젠가는 다 보상받으리라는 생각으로 그렇게 2년을 버텼다. 사실 이 정도 월급은 내가 대학원에 가기 전에도 받았는데 말이다.

그 노력의 결과는 2년 후 퇴직 15일 전에 받은 '계약 만료'라는 문자로 돌아왔다. 보기에는 멋있어도 그것이 당시 종합병원 언어재활사들의 현실이었다.

언어재활사는
의료팀의 일원

나는 경력의 반 이상을 종합병원이나 전문병원에서 보냈다. 처음에는 단순히 환자를 치료하는 것이 내 업무의 전부라고 생각했다. 하지만 병원에서 오래 근무하면서 자연스럽게 나의 치료뿐 아니라 의료시스템 내 언어재활사의 역할에 대해서도 성찰하게 되었다.

언어재활사와 같은 직종은 분류상 보건전문인력(Allied Heath)에 속한다. 병원에서 일하는 대부분의 의료진과 보건전문인력이 그렇듯이 언어재활사 혼자서만 치료를 잘한다고 해서 환자 상태가 쉽게 좋아지는 건 아니다. 다른 전문가들과의 협업 속에서 호흡을 맞추고 함께 환자 치료에 대해 고민해야 한다.

지금부터 내가 경험한 세 가지 과(이비인후과, 재활의학과, 소아정신과)에서의 경험을 바탕으로 각 과별로 언어재활사의 역할은 무엇인지, 의료팀의 일원으로서 어떤 전문가들과 일하게 되는지 이야기해보겠다.

이비인후과 언어재활사

이비인후과에서 언어재활사가 하는 일은 앞서 설명한 것과 같이 크게 인공와우센터에서 하는 청각재활 업무와 음성장애 환자, 설소대(a frenum of the tongue) 또는 구개파열과 같은 구조적 수술을 해야 하는 환자에 대한 치료 업무로 나뉜다.

▌청각사의 역할

인공와우재활팀에서 일하는 언어재활사는 수술을 담당하는 의사는 물론 청각검사와 인공와우 소리 조절을 담당하는 청각사와도 수시로 의사소통하고 협력하게 된다. 청각사(Audiologist)는 단순하게 설명하자면 귀에 대한 전문가라고 보면 된다.

전문가라면 보통 의사만을 생각하겠지만, 의사가 귀에 대한 질환과 수술을 관장한다면 청각사는 듣는 문제를 담당한다. 즉 순음청각검사, 신생아청각검사, ABR, 임피던스(Impedance) 등 청력을 측정하는 검사를 담당하고, 보청기 청력을 조절하거나 인공와우 기기의 매핑을 담당하는 중요한 역할을 한다.

청각사는 청각학(Audiology)이라는 학문을 전공하는데, 국외에서는 석사도 아닌 박사 과정을 밟아야 청각사가 될 수 있어서 개인적으로는 언어재활사만큼이나 한국에서 저평가되는 직업 중 하나라고 생각한다.

미국에서는 언어병리학과(Speech and Language Pathology) 학부를 나온 후에 의사소통장애(Communication Disorder) 석사 과정에서 언어병리학 석사를 할 건지 아니면 청각학 석사를 할 건지를 정하게 된다. 언어병리학과 밀접한 학문이다 보니 선후배나 동기 중에 미국으로 유학 가서 청각사로 전향한 사례도 적지 않다.

▌병원 방문부터 재활까지의 과정

청각장애 환자가 병원을 방문하면 먼저 의사의 진료를 받은 후 청각사에게 가서 청력을 측정하는 여러 가지 검사를 진행하게 된다. 이후 언어재활사에게 가서 검사를 받는데, 청각사가 청각 자체에 대한 검사를 맡는다면 언어재활사는 환자의 언어 수준과 언어듣기 수준을 검사한다. 청각사도 간단한 단어 수준의 듣기 검사를 하지만, 언어재활사는 환자가 단어와 문장 수준의 언어를 얼마나 들을 수 있는지를 좀 더 자세하게 검사하는 것이다.

이런 검사들을 마친 후 여러 가지 데이터를 종합해서 의사가 환자에게 인공와우를 이식하기로 결정하면 수술하게 된다. 수술 한 달 후에는 수술 전과 동일하게 청각사와 언어재활사가 각각 청력검사, 언어검사 및 언어듣기검사를 진행한다. 이 스케줄은 수술 후 한 달, 석 달, 반년 그리고 1년 후까지 총 네 번에 걸쳐 진행되면서 환자의 수술 후 수행력이 향상되었는지를 측정한다.

▍로컬 치료실과 병원의 연계

언어치료가 시작되는 시점은 수술 후 한 달에서 석 달 사이다. 환자가 병원이 아니라 로컬에 있는 치료실, 즉 환자가 사는 지역의 치료실에서 치료하게 된다면, 병원 언어재활사는 수술 후 언어검사와 언어듣기검사를 시행하고 환자의 수행력을 바탕으로 재활 과정에 대한 권고나 의견을 로컬 치료실로 전달하게 된다.

우리나라는 로컬 치료실과 병원의 연계가 잘 되어 있는 편이 아니라서 의견이 있다면 주로 평가서에 기록해 전달하는 편이다. 로컬 치료사의 의견을 병원 치료실에서 듣는 방법은 환자의 보호자에 의한 구두 보고뿐이다. 초반에는 궁금한 점이 있으면 로컬 치료실에 전화해서 물어보기도 했지만 어떤 곳은 병원 전화를 불편해하거나 물어보아도 크게 도움이 되지 않는 경우들이 생기면서 나도 점점 이런 노력을 하지 않게 되었다.

이렇게 병원과 로컬 치료실과의 소통에 어려움이 있을 수 있으니, 처음 일 년간은 의사와 청각사 그리고 언어재활사가 정보를 원활히 공유할 수 있는 병원에서 재활하는 것이 환자로서는 도움이 될 수 있다.

재활 초반에는 환자의 상태가 자주 변하기 때문에 정보를 공유하는 것이 중요하다. 예를 들어 매핑 후에는 청각사가 '고주파수를 더 증폭했는지, 저주파수를 낮추었는지' 등의 정보를 전해주고, 언어재활사는 매핑이 언어듣기에 어떻게 반영되었는지를 전해주었다. 매핑이 바뀔 때마다 환자 청력의 차이가 크기 때문에 이 과정은 재활 초기에 중요하다.

수술한 지 1년이 지나면 의료팀의 역할이 점차 줄어들기 때문에 멀고 방문 절차가 복잡한 병원에서 재활하기보다 환자가 접근하기 쉬운 로컬 치료실을 이용하는 것이 더 좋을 듯하다.

▮ 구조적 수술 전후의 언어재활사 역할

이비인후과에서는 이외에도 성대수술과 설소대수술, 아데노이드 절제술 그리고 구개파열 환자의 입천장이나 입술수술 등, 수술 전후의 언어검사와 재활에 언어재활사가 참여한다. 이런 수술들은 언어보다는 발음에 영향을 미치는 구강 구조의 문제를 다룬다. 그래서 언어재활사는 수술 전에 자세한 조음평가(발음평가)와 언어평가를 시행하고 트라이얼 테라피도 실시한다.

트라이얼 테라피(Trial therapy)란 구조 문제가 있는 상황에서 환자의 발음이 언어치료를 통해 얼마나 달라질 수 있는지를 보는 것이다. 육안으로 봤을 때는 종종 애매한 구조 문제가 있는데, 수술 전 치료에서 이 문제가 얼마나 향상되었는지가 수술을 결정하는 데 중요한 요인이 되기도 하다. 이때는 언어재활사도 단순히 자신의 치료에만 신경 쓰는 것이 아니라, 이 환자가 수술 없이 정확한 발음을 산출할 수 있는지를 판단하는 역할을 하게 된다.

의사 중심의 의료시스템으로 운영되기는 했지만, 당시 내가 다니던 세브란스 병원에서는 선배들이 길을 잘 닦아놓은 덕에 의사들도 언어재활사의 치료 권고에 대한 의견을 잘 수용하는 편이었다. 나의 의견이 수술에 반영되는 만큼 책임감을 가져야 한다.

이렇게 해서 환자가 수술하게 되면 언어치료를 통해서 발음이나 공명 문제를 개선해가야 한다. 사람들은 설소대수술이나 구개봉합술을 하면 당장 발음이 드라마틱하게 바뀔 것으로 기대하지만, 수술 후에 언어치료를 해나가야 환자의 조음이 완전하게 개선될 수 있다.

▌음성장애 환자의 치료

마지막으로 이비인후과에서 치료하는 중요한 환자군은 음성장애 환자들이다. 음성장애 판정을 받으면 대부분 의사가 수술이나 약 처방이 아닌 3~6개월 이상의 음성치료를 처방한다. 언어재활사가 시행하는 이 음성치료를 통해 성대에 난 혹인 결절 등이 자연스럽게 사라질 수 있도록 치료하는 것이 목소리 회복을 위한 가장 좋은 방법이다.

사실 환자들이 가장 이해하기 어려워하는 분야가 바로 이 음성치료일 수 있다. 칼로 째고 수술하는 치료에 익숙한 사람들은 '그냥 없애주는 약은 없나' 하고 묻거나 '수술해서 빨리 떼어달라'고 요청하기도 한다. 하지만 음성장애 판정 후 바로 수술을 진행하는 일은 극히 드물다. 성대는 매우 예민한 근육이다. 수술로 결절이나 폴립 같은 것을 성공적으로 제거할 수는 있지만 자칫 수술 후에 음성의 질이 많이 달라질 수도 있다. 특히 직업적으로 음성을 사용하는 가수나 성악가 같은 직업군에는 자칫 커리어의 종말을 가져올 수 있어서 수술은 최후의 수단으로 고려된다.

재활의학과 언어재활사

재활의학과에서 일하는 언어재활사는 주로 의사, 물리치료사, 작업치료사 등의 전문가와 일하게 된다.

▌각 전문가의 역할

재활의학과에 의뢰되는 환자들은 대개 뇌졸중이나 뇌출혈과 같은 뇌손상 문제를 가지고 있다. 일단 뇌손상이 온 환자는 뇌수술 후에 여러 가지 문제를 겪게 되는데, 대근육의 문제로 걷지 못하게 되거나 손에 마비가 오기도 한다. 또한 좀 더 미세한 소근육의 문제로 일상생활에서의 옷 입기, 밥 먹기 그리고 물건 집기와 같은 활동을 하는 데 어려움을 보일 수 있다.

아주 단순하게 설명해서 주로 대근육과 그와 관련한 신경의 손상으로 인한 문제, 즉 앉기, 서기, 걷기, 뛰기 등의 문제를 다루는 사람이 물리치료사(Physiotherapist)이고, 소근육 그리고 그와 관련한 신경 손상의 문제, 즉 밥 먹을 때의 숟가락과 젓가락 사용, 단추 채우기, 글씨 쓸 때의 손동작 등의 문제를 다루는 사람이 작업치료사(Occupational Therapist)이다. 마지막으로 뇌손상 환자들에게 발생할 수 있는 또 다른 문제가 언어나 말에 관한 문제 혹은 밥을 먹을 때 음식을 삼킬 때 나타나는 문제(삼킴장애) 등이며 이것은 언어재활사의 영역이다.

환자 1명이 뇌손상을 겪을 때 의사, 물리치료사, 작업치료사, 언어재활사 혹은 심리치료사까지 각 영역의 전문가가 모두 함께 협력해야 그 환자의 사회 복귀를 도울 수 있다. 언어재활사의 언어평가는 보통 뇌수술 후에 3개월, 6개월, 1년의 기간 동안 이뤄지고, 언어치료는 환자의 요구나 의사의 권고에 따라 수술 후 또는 발병 후 한 달 정도부터 시작한다.

▮ 재활의학과에서의 언어치료

재활의학과에서 4년을 일한 나의 경험으로는 말하고 소통하는 문제를 해결하는 것이 중요했던 이비인후과 환자들에 비해, 환자가 뇌손상 등의 이유로 걷기 문제, 옷을 입는 등의 일상생활 동작 문제, 의사소통 문제 중에서 세 가지 문제를 다 가지고 있는 경우 의사소통 문제는 걷기와 일상생활 동작 문제에 비해 덜 중요한 것으로 취급될 수도 있다.

환자 대부분이 성인 그것도 노인이기에 의사소통에 대한 욕구보다는 아무래도 당장 음식을 먹고, 걷고, 움직이는 것을 더 절실하게 원하는 듯했다. 이런 문제에 비해 일상생활에서 느끼는 의사소통의 어려움은 부차적인 문제였다. 때론 정말 말을 하고 싶어서 열심히 연습하는 환자들도 있었지만 너무 힘든 연습을 부담스러워하거나 언어치료 자체를 거부하는 환자들도 많았다.

재활에서 일하는 동안 이런 환자들을 만나며 내 직업에 대한 회의를 느끼기도 했다. 한 번은 내가 조음훈련을 하던 환자가 한 달 후에 사망하는 일이 있었는데, 그 소식을 듣고는 한 달 넘게 우울감에 빠져 지냈다. '과연 내 치료가 생을 한 달 남긴 환자에게 무슨 의미가 있었을까?' 하는 회의감 때문이었다.

물론 이 경험은 내가 일했던 곳에 국한된 이야기일 수도 있다. 어떻게 해서든 아이가 정상적으로 말할 수 있도록 돕고자 하는 열정적인 부모님들에 둘러싸여 일했다 보니 상대적으로 느끼는 감정이었을 수도 있을 것이다. 어떤 치료사에게는 재활의학과에서의 언어재활사 업무가 더 매력적일 수도 있고, 내가 일한 곳과는 다르게 언어로 더 많이 소통하고 싶은 열정을 가진 환자가 대다수인 곳도 있다고 들었다.

▌전문가들 간의 회의

한 환자가 완치되어 퇴원하거나 재활 과정을 성공적으로 마치려면 재활의학과 내의 의사, 물리치료사, 작업치료사, 그리고 언어재활사가 정기적인 회의를 통해 각자 분야의 전문 지식을 공유하면서 환자를 위한 재활 과정을 논의해야 한다.

그 과정에서 환자들에 관한 정보를 주고받게 된다. 예를 들어 오늘 어떤 환자가 언어치료 시간에 기운이 없고 우울해했는데 실은 물리치료 시간에 걷기 연습을 많이 해서 체력 안배를 하지 못했던 거라는 이야기를 듣기도 하고, 혹은 작업치료 시간에 보호자와 싸움이 있었다는 이야기를 듣기도 한다. 치료와 큰 관련이 없어 보이는 이런 이야기들은 오랜 병원생활로 지쳐서 때로는 치료에 대한 의욕을 잃기도 하는 성인 환자를 치료할 때는 의료상의 정보만큼이나 중요할 수 있다. 아동 환자들은 장난감 하나로도 쉽게 의욕을 보이지만, 성인 환자들이 긴 치료 과정을 끝까지 지속하게 하기 위해선 삶의 작은 부분을 위로하고 다독이는 언어재활사의 심리적 지지가 중요하기 때문이다.

이렇게 환자의 개인적인 일상에 관한 신변잡기를 공유하는 것 외에도 전문가들 간의 회의시간에 현재 환자들의 뇌손상 및 호전 상태가 각 분야에서 어떻게 나타나고 있는지를 공유하는 것이 중요하다. 이렇게 공유한 정보를 종합해서 의사가 환자의 재활기간과 방향을 정하는 데 참고하기 때문이다.

소아정신과 언어재활사

나는 종합병원의 소아정신과에서는 일해본 경험이 없다. 다만 개업 직전에 로컬 병원의 소아정신과에 소속되어 일한 적은 있었는데, 이 경험을 토대로 소아정신과에서 언어재활사의 역할은 무엇인지 소개해보겠다.

▌각 전문가의 역할

사설 언어치료실에서 일하는 언어재활사는 청각사나 물리치료사와 일해볼 기회가 없다. 이에 비해 소아정신과에서 일하는 전문가들은 의사 외에도 언어재활사, 놀이치료사, 상담심리사, 인지치료사 등 발달센터의 전문가 구성과 유사하다. 단, 발달센터에는 의사가 없다는 차이가 있다.

의사가 모든 진단을 혼자서 하는 것처럼 보일 수 있지만 자폐스펙트럼, ADHD와 같은 질병들을 진단하려면 여러 전문가에 의한 검사가 필요하다. 언어검사, 심리검사, 지능검사, 사회성 검사와 같은 각종 검사 결과와 각 검사를 담당한 전문가들의 의견이 종합됐을 때 비로소 진단이 가능하다.

많은 소아정신과 환자가 감정조절 문제나 주의력 문제 때문에 약을 복용하곤 한다. 약도 의사의 단독 판단으로 처방되는 것 같지만, 의사는 환자의 삶과 언어치료 및 인지치료 등에서의 수행력 그리고 심리적 문제 등을 모두 고려해서 최적의 양을 찾아야 한다. 환자가 학교생활을 할 때는 복용량을 늘리는 편이 더 도움이 되지만 언어치료 시간에는 이 때문에 오히려 환자 반응이 느려지거나 반응을 못 하게 되기도 한다. 이럴 때 환자에게 가장 우선시되는 문제가 학교생활인지 다른 문제인지를 종합적으로 판단해서 의사는 최적의 복용량을 선택하게 된다.

▌영역 간 협력의 중요성

언어치료 과정에서 언어 문제를 중재하기 위해 심리나 인지 문제를 함께 고려해야 하는 경우가 그렇지 않은 경우보다 훨씬 많다. 나는 지금도 치료실에서 함께 근무하는 인지치료 혹은 상담심리사 선생님과 가장 많은 상담을 한다. 중재 강도가 높은 언어치료실의 중재 방법을 아이가 심리적으로 거부할 때 치료 강도를 낮추어야 할지 그대로 진행해도 될지 묻기도 한다.

예를 들어 어떤 아동은 어머니(보호자)가 동석하지 않으면 조그만 일에도 화를 참지 못한다. 이럴 때는 차라리 어머니를 치료실 안으로 들어오게 해서 치료 목표를 달성하게 할지, 조금 힘들더라도 어머니와 분리해서 이겨내게 할지를 놓고 심리 선생님과 두 달 동안 매주 의논하면서 조정해나갔다. 결론적으로 심리의 근본적 문제를 해결할 때까지는 꽤 많은 시간이 필요한 아동이므로, 언어치료 성과에 약간의 손해를 보더라도 어머니가 치료실에 들어오는 것을 선택하기로 했다.

다른 예로 아동이 "게임 말을 세 칸 이동하세요"라는 말을 이해하지 못하는 건 숫자를 몰라서가 아니라 시각적으로 칸을 지각하지 못하거나, 박자를 맞춰 움직이는 동작이 어려운 문제 때문인 경우가 많다. 아이에게 나타나는 증상에 정확한 진단을 내리기 위해서는 여러 분야의 전문가들과 종합적으로 분석해야 한다.

전에는 이런 문제도 다 내가 끌어안고 해결하려고 혼자 끙끙거렸다면, 이 일을 더 오래 할수록 인접 분야의 학문을 직접 적용해서 치료해야 할 부분과 다른 전문가에게 맡겨야 할 부분을 구별할 수 있게 되었다. 지금의 내 치료만을 고려할 때도 최상의 선택이 아니더라도 전체적인 환자나 아이의 삶을 고려해 목표를 변경하거나, 중재 강도와 빈도를 조정하는 것이 더 현명한 판단임을 깨닫게 되었다.

+++

언어재활사는 이처럼 병원 각 과의 여러 의료 전문가들과 협업하면서 일한다. 나의 치료 못지않게 다른 분야와의 협력과 조화도 중요하다. 그래야 내가 만나는 환자의 삶에 가장 좋은 결과를 이끌어낼 수 있기 때문이다. 환자가 가진 문제를 해결하고자 할 때 누구의 역할이 더 중요하고 덜 중요하고는 없다. 안타깝게도 의사 중심으로 이루어지는 우리나라 의료시스템에서 환자들은 종종 수술하는 의사만 중요한 사람으로 인식하곤 하는데 그렇지 않다.

언어적인 측면에서 가장 중요한 의견을 내는 사람은 언어재활사이고, 마찬가지로 심리 영역에서, 청각 영역에서, 또는 운동성 부분에서 가장 중요한 역할을 하는 사람들은 각 분야의 전문가들일 것이다. 여러 전문가의 의견이 의사 중심의 의료시스템에서 무시될 때마다 답답함을 느낀다. 지금 로컬 치료실을 운영하는 입장에서는 더더욱 그렇다.

우리나라 의료시스템이 현재와 같은 수직적인 관계에서 벗어나 각 분야의 전문가들이 각자의 영역에서 자유롭게 의견을 내면서 평등한 관계 속에서 일하게 되기를, 그럼으로써 환자들이 더 나은 치료와 의료 혜택을 받을 수 있게 되기를 간절히 바란다.

언어재활사인
내 말의 무게

언어재활사가 되기 위해 고군분투했던 대학원 생활 중에도, 초보 딱지를 떼기 위해 몸부림치던 새내기 시절 중에도, 누군가 이 직업을 왜 선택했고 계속하고 있느냐고 묻는다면 이렇게 답해주고 싶다. 나는 여전히 언어치료를 생각할 때 가슴이 뛰고 흥분된다고. 처음 대학원에 입학해서 '언어치료란 무엇인가?'부터 배울 때도, 언어치료를 통해 환자의 삶이 변화하는 모습을 지켜볼 때도, 아무도 찾지 못한 아이 문제의 원인을 찾아냈을 때도 내 가슴은 계속 뛰었다. 나는 아마도 이 일을 정말 사랑하는 것 같다.

그러면서 자신에게 묻게 되는 질문은 '과연 무엇이 좋은 언어치료일까?'에 관한 것이다. 여러 답이 있겠지만 모두가 공감할 수 있는 '좋은 치료'의 정의는 결국 '문제를 가지고 찾아온 사람의 증세를 되도록 빠르게 효과적으로 호전시키거나 완전히 치료해주는 일'이 아닐까 한다. 이러한 좋은 치료를 위해서는 언어치료의 본질을 이해할 필요가 있다.

언어치료는 국어 교육이 아니다

한국어를 몰라서 언어치료를 받으러 오는 사람은 없다. 대표적으로 아동의 언어치료는 대상자의 언어가 정상 수준보다 확연히 지연되었을 때 고려된다.

부모님들은 누구나 자연스럽게 배울 수 있는 언어를 자신의 아이가 배우지 못한다는 사실에 직면하면 당황해한다. 언어지연 혹은 언어장애라는 개념도 생소하기에 '좀 더 연습하면 되겠지' 하는 마음으로 학습지를 시키거나 학원에 보내기도 한다.

누구나 아플 때는 의사를 만나거나 약사에게 약을 사러 간다. '이게 꼭 필요한 일인가?'라고 고민하는 경우는 적다. 하지만 언어치료라는 개념이 보편화되지 못했던 십수 년 전이나 지금이나, 이 생소한 방식에 의구심을 품는 사람들이 아직도 많다. 언어발달이 심각하게 지연된 아이를 두고 집에서 연습하게 방법이나 좀 알려달라는 부모님들과 상담할 때가 치료사로서 가장 곤혹스럽다.

치료법을 몇 분 안에 설명한다는 것은 의사에게 어떻게 하면 병이 나을 수 있는지 그 기전을 설명해달라는 것과 같이 어려운 일이고, 설명을 해낸다 해도 그렇게 단숨에 배워서 좋아질 수 있는 것이라면 언어재활사들이 몇 년씩이나 공부하고 일하며 경험을 쌓을 필요도 없다. 언어재활사가 하는 일이 전문적인 치료가 아닌, 모국어를 안다면 누구나 할 수 있는 교육 정도로 이해되는 것이 현실이다.

언어치료는 우리말 교육과 다르다. 언어치료는 의학적인 치료이고, 과학적으로 연구된 다양한 치료법을 사용하기에 전문성이 요구되는 영역이다. 그리고 전문가들이 그 치료법을 어떻게 적용하고 치료하느냐에 따라 아이의 언어 문제는 효과적으로 향상될 수 있다.

좀 더 단순하게 비교해보자. 아이들이 연령에 적절한 단어를 학습할 수 있게 도와주는 것이 언어 교육이라면, 좀 더 근본적으로 '이 아이가 왜 단어를 학습하지 못하는가?'에 대해 주목하고 그 원인을 제거할 방법을 고민하는 것이 언어치료이다. 그 원인은 인지적인 어려움일 수도 있고, 특정 장애나 의학적 질병, 혹은 기질적인 요인과 결부된 문제일 수도 있다.

역으로 만일 언어치료가 언어장애나 지연의 원인을 찾아주지 않고 해결도 해주고 있지 않다면 그것은 언어치료가 아니다. 언어재활사라면 이 차이를 잘 구별해야 한다. 스스로가 아이에게 단순히 우리말을 학습시키는 정도의 역할을 하고 있는지, 아니면 언어 문제의 원인을 해결해서 언어습득을 정확하게 촉진해주고 있는지, 자신의 치료를 점검해볼 필요가 있다.

언어재활사 스스로가 이런 차이를 보여줄 수 없다면 사람들이 언어치료를 전문 분야로 봐주지 않는다며 한탄할 자격도 없을 것이다. 물론 중증 장애인의 언어치료는 이 경계가 다소 모호할 수도 있지만, 이런 극단적인 예가 아니라면 언어치료가 치료다운 역할을 해낼 때 비로소 전문 의료 영역으로 인정받을 수 있을 것이다.

언어치료의 시작은 감별진단

환자마다 다른 언어 문제의 원인을 파악하고 그에 맞는 언어치료법을 적용하기 위해서는 타 의료분야와 마찬가지로 감별진단이 중요하다. '감별진단(Differential diagnosis)'이란 임상적으로 유사한 병명이나 증상 중에서 특정 증세나 병명을 구별해가는 과정을 말한다. 예를 들어 의사가 환자의 병명을 진단할 때는 어지럼증, 두통, 호흡곤란 같은 증세가 있는 환자에게 해당하는 모든 병명을 꼽은 다음, 그중에서 지금 환자가 가지고 있는 증세와 일치하는 병명을 찾아서 진단하는데 이것이 바로 감별진단의 과정이다.

언어 문제의 원인을 파악하는 진단 과정에도 바로 이런 방식이 적용된다. 만일 30개월인 아이의 표현단어, 즉 스스로 말할 수 있는 단어가 5개 미만이고 언어를 이해하는 능력도 또래보다 지연되었다고 하자. 언어재활사는 현재 아이의 언어 문제를 정확하게 파악하고 이러한 문제를 일으킬 수 있는 구체적인 원인을 나열한다. 이 문제는 머릿속의 어휘 목록에서 단어를 불러오는 기능인 '단어인출'의 문제 때문일 수도 있고, '청각적 주의 집중'의 문제 때문일 수도 있으며, '조음발달 (발음)의 지연' 때문일 수도 있다. 같은 언어지연 문제를 가진 아이들이라도 문제를 일으킨 저마다의 원인을 파악해야 그에 맞는 치료법을 찾을 수 있다.

이렇게 감별진단을 통해 파악한 문제를 과학적이고 의학적인 방법으로 중재하는 치료법을 증거기반의 치료(Evidence based practice)라고 한다. 즉, 검증된 방법으로 정확하게 치료한다는 의미이다.

한 아동이 나를 찾아왔다. 이미 2~3개 기관에서 언어치료를 받았지만 전혀 나아지지 않자 아동의 어머니는 결국 자폐까지 의심하고 'ABA'라는 자폐 아동을 위한 치료도 받게 했다고 했다.

아동을 10분 동안 관찰하면서 나는 '혹시?' 하는 생각이 들었다. 그 아동의 행동이 청각장애 아동들의 행동과 부분적으로 유사했기 때문이다. 하지만 요즘은 영유아 청각검사에서 청각장애 여부도 가려지기에 대부분 조기에 발견되는 편이고, 1년 이상 치료받았다는데 설마 다른 선생님들이 몰랐을까 하는 의구심이 들었다. 하지만 치료를 지속할수록 청각 문제가 아니고는 설명되지 않는 여러 증상이 나타났다.

나는 어머니에게 아동이 완전히 못 듣는 것이 아니라 중도난청, 즉 50~70dB 정도의 큰 소리만 들을 수 있는 상태일 가능성을 말씀드렸다. 중도난청이라면 말소리를 조금은 들을 수 있다 보니, 청각장애 아동을 본 적 없는 선생님에게서 영유아 청각검사를 받았다면 발견되기 어려웠을 수도 있다.

어머니는 아동을 병원에 데려가 청각검사를 받게 했다. 결국 아동은 한쪽 귀가 완전히 들리지 않고 다른 한쪽 귀는 중도난청으로 진단받아 인공와우수술을 받았다. 한쪽 귀로 말소리를 조금은 들을 수 있었기 때문에 진단이 더욱 난해했던 것은 분명하지만, 만일 그동안 이 아동을 치료한 언어재활사가 더 정확하게 감별진단을 했다면 어땠을까? 아동이 36개월까지 말하지 못했을 일은 없었을지도 모른다. 언어재활사의 감별진단과 증거기반의 치료가 얼마나 중요한지를 보여주는 사례다.

다시 한번 말하지만 치료사 자신도 감별진단에 따라 아이를 정확하게 파악했는지 그리고 그에 맞는 증거기반의 치료를 하고 있는지 항상 점검해야 한다. '이 아이는 조사를 잘 말하지 못해', '의문사를 이해하지 못해'와 같은 단순한 증상만 나열해서 치료하고 있다면, 자신이 한 국어 교육을 하는 국어 선생님과 무엇이 다른지 스스로 물어봐야 할 것이다.

좋은 치료의 마무리는 부모 상담

아이의 언어치료 과정에서 부모와 상담하는 이유는 부모에게 현재 진행하고 있는 치료에 대해 잘 설명함과 동시에 앞으로의 치료 목표를 제시하기 위함이다.

내가 새내기 치료사였던 시절에는 아는 것이 적고 경험도 부족하여 아이를 보고 파악할 수 있는 게 적었다. 그래서 나는 부모와의 상담시간에 과제 목표가 달성된 정도를 충실하게 설명하거나, 어떤 이론에 기초해서 치료하고 있는지를 설명하려 했다. 아이가 좋아진 것이 전혀 없을 때는 '오늘 좋아진 게 하나도 없었다'라고 있는 그대로 말씀드렸다. 그렇게 몇 번 피드백을 받은 부모님은 '그럼 지금 치료가 전혀 소용이 없다는 거냐'라고 화를 내면서 치료를 중단하시기도 했다.

처음에는 나의 지나치게 솔직한 멘트에 예상치 못한 반응이 돌아오기도 했지만, 세월이 지나면서 이런 솔직한 피드백이 내 치료에 대한 신뢰로 돌아오기도 했다. 무조건 잘했다고 하는 치료사들보다 매번 정확하게 수행력을 알려주는 내게 더 신뢰가 간다는 부모님들이 많아졌다. 정확히 무슨 과제를 하고 있는지 설명하지 않고 모호하게 말하는 치료사들과도 차별화가 됐다.

지금도 나는 병원에 찾아오는 환자와 아이들을 평가하고 그 내용을 전달할 때는 가장 정확하게 현재 상태를 이야기해야 하며, 앞으로의 발전 가능성을 담담하게 전해야 한다고 생각한다.

언어장애가 있거나 인지 문제 혹은 자폐 같은 특별한 장애가 의심되는 아이의 상태를 부모님에게 전달한다는 건 정말로 쉽지 않은 일이다. 특히나 나의 말에 충격받을 것이 뻔히 예상되는 상황에서는 어떻게 해서든 피하고 싶어진다. 그럼에도 나는 병원에서 일하는 언어재활사는 누구보다 정확하게 아이 상태를 전달해야 한다고 훈련받았고, 그 사실에 동의한다. 언어재활사가 약간의 희망을 주기 위해 사실보다 긍정적인 피드백을 해주었는데, 부모님은 이를 통해 아이에게 별문제가 없다고 받아들이고 언어치료를 받지 않는 일도 실제로 많기 때문이다.

물론 모두가 나의 이런 상담 스타일을 좋아하진 않는다. 때로는 충격으로 격한 반응을 보이는 부모님들도 있었다. 긍정적인 말로 아이 부모님을 위로하고 그분들이 치료를 계속해나갈 수 있도록 감정적으로 지지하는 것도 우리가 부모 상담을 통해 해야 할 일이다. 동시에 현재 아이의 상황을 정확하게 전해주고 상대의 요동치는 감정의 소요를 견디는 것도 치료사가 떠안아야 하는 말의 무게가 아닐까 생각한다.

병원에서 일하는
언어재활사의 어려움

대다수의 사람들은 '병원'이라고 하면 의사를 가장 먼저 떠올린다. 그러나 병원에서 한 환자가 성공적인 재활을 해나가기 위해서는 의사뿐 아니라 의료팀을 구성하는 여러 전문가의 역할 하나하나가 다 중요하다. 각 분야의 전문가들이 서로 협업하고 원활히 교류할 때 더 좋은 결과를 얻어낼 수 있다.

나는 병원에서 일하는 언어재활사로서 실제로 그렇게 일하려고 노력해왔다. 슬픈 현실은, 병원에서 각 분야의 전문가들 간의 관계는 결코 평등하지 않다는 것이다.

의사 중심의 병원 시스템

직장생활을 하던 내가 종합병원에 와서 느낀 건, 큰 병원의 시스템은 마치 대기업 시스템과 흡사하다는 점이었다. 병원장은 회사의 사장이고, 의사는 회사의 이사나 팀장의 역할을 하고 있다고 보면 된다. 나머지 직종들은 그 수에 따라 각자만의 세력을 형성한다.

그 시스템 안에서 상대적으로 수가 적고 대부분 여성으로 이루어진 언어재활사의 위치는 최말단과도 같다. 같은 전문가지만 나의 의견과 의사의 의견이 대치될 때는 무시될 수밖에 없다. 내가 기기 패일리어를 가진 아이의 문제를 찾았을 때도 의료팀 사이에서 나의 의견은 중요하게 고려되지 않았다. 그 의견을 낸 사람이 의사였다면 어땠을까? 문제는 훨씬 빠르게 해결되었을 것이다. 만일 부모님이 나서서 원인을 찾으려고 하지 않았다면 끝까지 해결이 되지 않았을 수도 있다.

병원에서 일할 때, 언어치료를 비롯한 타 영역을 깊이 있게 이해하면서도 치료사들의 의견을 존중해주는 의사를 많이 만났다. 오히려 자신의 전공이 아닌데도 내가 보지 못한 부분을 예리하게 지적해주실 때는 의사라는 직업에 존경심이 들기도 했다. 반면에 일부 의사들은 타 의료 전문가의 영역을 본인이 맘만 먹고 공부하면 뻔히 알 수 있는 쉬운 것으로 치부해버리기도 한다. 몇 가지 아는 지식으로 언어치료를 다 안다는 듯이 환자에게 이야기하기도 한다. 그중에는 맞는 이야기도 있겠지만 틀린 이야기도 많다. 의사가 타 영역에 대해 어느 정도의 지식을 갖추고 있는 건 다른 전문가와의 협업을 위해 매우 긍정적인 일이지만, 타 영역을 이야기할 때는 (특히 듣는 이가 환자나 보호자라면) 언제나 조심해야 한다.

내가 병원을 나와 사설 치료실에 다닐 때 있었던 일이다. 치료실에 40개월 넘은 아동이 방문했다. 아이의 언어가 심각하게 지연되어서 부모님에게 치료가 늦어진 이유를 물었더니 이미 아이가 30개월일 때 동네 소아과에 갔던 적 있다는 이야기를 들었다. 아이는 당시에도 표현할 수 있는 단어가 없는 상태였다. 그런데 당시 소아과 의사는 검사도 하지 않고 큰 문제 없으니 일단 돌아가라고 했다는 것이다. 36개월은 지나야 언어치료를 할 수 있으니 그때 다시 와서 검사하라고 말했다고 한다. 부모님은 그 의사의 말을 굳게 믿고 일부러 36개월이 지난 이제야 언어치료실을 방문했던 것이다.

그렇게 뒤늦게 방문한 아이는 언어치료를 받는다고 해도 정상 발달이 어려울 만큼 심각한 언어장애를 가지고 있었다. 만일 조금만 더 일찍 치료를 시작했다면 더 나은 결과가 있었을 것이다. 의사가 섣불리 판단하는 대신 언어재활사를 존중하여 아이에 대한 판단을 맡겼다면 그 아이의 삶은 바뀌었을지도 모른다.

언어재활사는 언어장애에 대한 전문가이고 의사는 다른 분야의 전문가이다. 내가 어떤 외과적인 수술 방법에 대해 무엇이 옳다고 논할 수 없듯이, 다른 전문가 또한 타 분야에 대한 얕은 지식으로 섣불리 단언하는 것은 매우 위험하다.

　나도 때로 환자에게서 언어 문제가 아닌 다른 문제가 의심될 때 타 전문가를 방문하거나 병원에서 검사받아보기를 권할 때가 있다. 하지만 그런 의뢰를 할 때도 나는 언어재활사이기에 내 의견이 틀릴 수 있다는 점을 환자나 보호자에게 매우 강조한다. 자세한 것은 그 분야의 전문가에게 물어보라고 당부한다.

　물론 오랜 세월을 이 분야에 있다 보면 내가 새내기 상담심리사나 청각사보다 뭔가를 좀 더 알고 있는 경우도 생긴다. 하지만 그렇다고 해서 그들의 전문 분야를 함부로 판단하는 것은 매우 위험한 일이다.

　이런 영역 침범에서 가장 위험하고, 또 우리를 가장 맥 빠지게 만드는 게 있다. 환자들이나 보호자들은 대개 의사의 말이 더 옳다고 믿어버린다는 점이다. 우리가 아무리 설득해도 소용이 없다.

　몇 년 전, 한 부모님에게 아이가 인지검사를 받아보게 하면 어떨지 권유한 적이 있다. 인지 문제가 있을 것으로 의심되어 검사를 통해 확인해보기를 권한 것이었다. 또한 현재 진행하는 치료의 횟수만으로는 아이 상태가 호전되기 어려우니 치료 횟수도 늘렸으면 좋겠다는 의견도 말씀드렸다. 이 말에 어머니는 크게 화를 내시며 상담 도중에 나가버리셨다. "의사 선생님이 애가 말이 좀 늦는 거 빼고는 아무 문제가 없다고 했는데, 당신이 뭔데 그러냐!"라고 하시면서 말이다. 처음도 아니지만 이런 이야기를 들으면 맥이 빠지고 괜한 말을 했나 싶은 생각이 드는 건 어쩔 수가 없다.

또 한번은 일주일에 한 번씩 오는 아이가 있었는데, 아이어머니가 갑자기 치료를 일주일에 세 번으로 늘리겠다고 하셨다. 이유를 물었더니 이번 진료 때 의사 선생님이 치료를 늘리라고 말했다는 것이었다. 언어치료가 필요한지 그렇지 않은지를 판단하고 치료의 빈도를 정하는 것은 절대적으로 언어재활사의 영역이다. 나는 몇 가지 이유로 이 아이가 치료를 늘리지 않았으면 해서 내 의견을 말씀드렸고, 다행히 이야기가 잘 돼서 치료는 그대로 진행되었다.

한국 언어재활사의 한계, 그리고 회의감

경력이 많아질수록, 보이는 게 많아질수록, 그리고 이 직업에 대한 애정이 깊어질수록, 그럼에도 나에 대한 처우가 개선되지 않을수록 나는 점점 언어재활사라는 직업에 회의를 느꼈다. 그 회의감이 절정에 이른 때가 세브란스병원에서 정규직이 되지 못하고 갑작스럽게 계약 해지를 통보받았을 때였다.

세브란스병원을 그만둔 나는 오직 정규직이 되고 싶어서 신경언어장애 환자를 주로 치료하는 한 노인전문병원에 지원했다. 대학원 졸업 후 5년 넘게 아동만 치료하던 내가 한 번도 해보지 않은 영역이고 관심도 없는 영역이었다. 그래도 더는 계약직으로 떠돌고 싶지 않은 마음에 지원해서 합격했다. 내게 주어진 치료에 최선을 다했지만, 그 병원에서의 생활은 치료사로서 가졌던 의욕을 잃어버리게 만들었다.

재활의학과 과장님이 90세가 넘는 할머니 환자에게 언어치료 처방을 낸 적이 있었다. 물론 언어장애가 있으신 분이지만 솔직히 환자의 여러 상황을 고려했을 때 언어치료를 진행하는 게 큰 의미가 없었다. 과장님도 그걸 모를 리 없었지만 언어치료실의 실적을 올리기 위해 낸 처방이었다.

나중에 90세 할머니는 링거 줄을 자기 목에 두르는 시늉을 하면서 언어치료를 거부했다. 간호사가 그 말을 전해주었을 때 나는 차라리 이 일을 그만두고 싶은 마음마저 들었다. 나는 왜 환자가 언어치료를 하고 말고를 의사가 결정하느냐며 분통을 터뜨렸다. 돌아오는 건 '우리가 처방권을 가져갔다가 무슨 사고라도 생기면 어떻게 하느냐'라는 대답이었다. 이전에는 '우리는 왜 외국처럼 진단 권한이 없을까?' 하며 한탄하던 학교 선배들의 의욕에 찬 모습만 보았던 나는 그 말이 너무도 실망스러웠다.

나는 결국 직접 과장님을 찾아가, 병원을 그만둘 각오로 그 환자의 언어치료 처방을 내지 말 것을 말씀드렸다. 과장님은 다행히 내 의견을 받아들이셨다.

원하지 않는 분야와 원하지 않는 위치 그리고 한국에서 겪어온 언어재활사에 대한 편견과 무시는 너무도 사랑하는 이 학문에 대한 나의 열의마저 꺾어버렸다(신경언어장애 분야 역시 흥미로운 분야지만, 개인적으로 이 분야에 관심이 없었을 뿐이니 오해하지 않기를 바란다).

나는 어느새 좀비처럼 때 되면 출근해서 시키는 대로 일하다가 때
되면 집에 돌아가 치료에 대해서는 아무 생각도 안 하는, 평온하지만
재미없는 삶으로 돌아갔다. '이런 생활을 위해서 내가 직장을 그만두고
그 힘든 공부를 했던 건가.' 막다른 골목에 갇혀서 문이 없는 벽만 바라
보는 심정이었다. 처음으로 이 직업을 선택한 것을 후회했다.

한계가 만들어준
해외 근무의 기회

"외국에서 일하고 싶다…."

나는 많은 면에서 열악한 우리나라를 벗어나 외국에 나가 일하고 싶었다. 동기 중에 몇몇은 외국에서 박사 학위를 받고 청각사로 전향하기도 했다. 부러웠지만 석사도 간신히 다녔던 나에게는 유학을 떠날 경제적 여유가 없었다. 세브란스병원에서 일할 때는 전액 장학금이 지원되는 캐나다 박사 과정에 지원하기도 했다. 떨어지긴 했지만 붙었다 해도 생활비를 마련하기 어려운 형편이었다. 그래도 학비라도 대준다면 어떻게든 갈 마음이었다.

2012년 당시, 타 전공에서는 유학을 다녀오지 않더라도 많은 분야에서 해외 근무가 활성화되던 시기였다. 컴퓨터 프로그래머나 호텔리어 같은 직종뿐 아니라, 의사나 간호사 같은 의료 직종도 마찬가지였다. 하지만 그 나라의 언어를 완벽히 알아야 치료를 시행할 수 있는 언어재활사에게 그런 기회는 전무했다.

"일하면서라도 외국에서 공부할 기회가 생기면 좋겠어."

매일매일 이런 생각을 하며 기도했다. 불가능한 걸 알면서도 구글에서 6개월 넘게 '해외 근무', '언어재활사' 등의 키워드로 여러 정보를 검색해보곤 했다.

그리고 2012년 7월, 기적처럼 한 구인공고가 검색되었다.

- ○○○병원 -

두바이 근무 언어재활사 모집
※ 영어 실력 필수

도저히 믿기지가 않았다. 나는 떨리는 마음으로 구인공고를 클릭했다. 그 공고는 한국에서 유명한 한 재활병원에서 올린 것으로, 두바이 현지의 병원에 진출하면서 본원의 의료팀과 함께 근무할 언어재활사를 뽑고 있었다. 마침 퇴근시간이 거의 다 되어서 호기심에 병원으로 전화를 걸었다.

"저, 언어재활사 구인공고 보고 연락드렸는데요."

"영어가 가능하신가요?"

"네, 뭐… 어느 정도는."

"지금 당장 오실 수 있으세요?"

"네? 지금이요?"

"네. 병원 위치 아시죠? 경기도 ○○시요."

"저는 서울에 있어서 지금 출발해도 7시에나 도착하는데요."

"저희가 지금 시간이 없어서요. 빨리 오세요."

그러더니 내 대답을 다 듣지도 않고 전화를 끊어버렸다. 너무도 갑작스러웠다. 이 밤에 경기도에 위치한 병원까지 가려면 차를 타고 한 시간 반이나 가야 했다. 너무 멀게 느껴져 가지 말까 생각도 했지만 몇 달을 찾아 헤매던 기회를 그렇게 흘려보내고 싶진 않았다.

그날의 선택으로 두 달 후 한국을 떠나게 될 줄은 꿈에도 모른 채, 나는 경기도로 향하는 버스에 올랐다.

(제3장)

낯선 땅에서의
한 걸음,

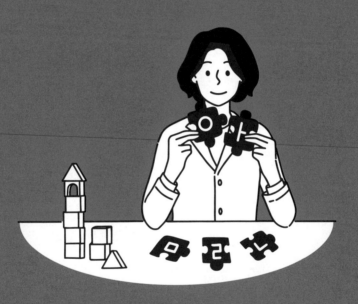

치료사로서의
큰 도약

한국을 떠나기로 결심한,
단 3일

2012년 9월~2014년 8월: 두바이 해외 근무

이력서 속 이 한 줄로 나는 어딜 가도 호기심 어린 시선을 받게 됐다. 대개는 해외에서 언어재활사로 일한 것에 대한 막연한 선망일 수도 있고 미국, 일본, 호주와 같이 우리에게 많이 알려진 나라가 아닌 이국적인 나라에서 일하고 온 것에 대한 호기심과 흥미도 합쳐졌으리라.

아마도 누군가는 책 소개나 목차에서 이 부분을 읽고 큰 기대감으로 책을 펼쳤을 수도 있다. 독자들의 상상과는 달리 두바이에서 내가 했던 일은 부끄러울 정도로 미미한 일들이었다. 그래서 이 책에 해외 근무 이야기를 써야 하나 망설이기도 했지만, 그 시간이 나의 개인적인 삶이나 언어재활사로서의 정체성에 큰 변화를 불러와주었던 건 분명하기에, 그리고 누군가에게는 작게나마 도움이 될 수도 있기에 당시의 경험을 적어보고자 한다.

7월 말의 금요일 저녁. 한 시간 반을 달려 면접 보기로 한 병원에 도착했다. 금요일이라 그랬는지 서울 근교에 위치한 병원까지 유난히 차가 밀렸다. 그렇게 도착한 병원은 각종 뇌질환으로 인한 언어장애뿐 아니라 걷기 문제 등으로 일상의 어려움을 겪는 환자를 돕는 것으로 유명한 재활병원이었다.

1970년대에는 중동 지역에 파견되는 한국 인력이 주로 건설업 분야에 한정됐다면, 이제는 다양한 분야에서 인력 파견이 이루어지는 시대가 되었다. 인력 파견의 범위에는 의류나 화장품과 같은 뷰티 분야뿐 아니라 전기기술, 의료와 같은 분야도 포함된다. 실제로 내가 있던 시기에도 한국전력공사와 삼성서울병원 등의 인력들이 두바이에 와 있었다.

당시 두바이 정부는 정부가 운영하는 재활병원에 파견할 해외 의료팀을 뽑고 있었다. 어느 나라나 해외 의료인력을 채용하는 건 흔한 일이지만, 중동 지방의 채용에서 특이한 점은 병원을 통째로 운영할 의료진을 모집한다는 점이었다. 보유한 자산에 비해 전문인력이 부족한 두바이에서는 병원 운영 자체를 외국 인력에 의존할 수밖에 없었다.

캐나다, 한국, 미국 등 여러 국가의 병원들이 이 채용에 입찰했고 결과적으로 우리나라 병원이 수주를 따냈다. 한국에서 파견될 의료인은 모두 이 병원의 직원이지만, 언어재활사만은 적당한 사람을 찾지 못해서 외부에 공고를 낸 것이었다.

이 병원 의료인들의 수장 격인 센터장님과 물리치료사 팀장님은 회의실에서 나에게 이러한 긴 설명을 해주었다. 언어치료 파트는 원래 계획에 없었는데, 이 계약이 체결된 후 두바이 병원장이 한국 병원을 둘러보다가 언어치료 현장을 보고서 갑자기 넣기로 결정되었다고 했다. 그게 불과 두 달 전의 일이었다. 해외에 파견될 언어재활사에게는 높은 영어 구사력이 요구되기에 출발이 임박한 지금까지 적합한 사람을 찾지 못했다고 한다.

긴 설명이 끝나고 간단한 영어면접을 하고 나서 나는 바로 합격 통보를 받았다. 조금은 당황스러웠다.

"월요일까지 결정해주세요. 함께 가실 건지."

학부 전공이 영어였고 교회에서 꾸준히 외국인 관련 일을 해오기는 했지만 더 많은 요구 사항이 있을 줄 알았는데 의외로 쉬운 합격 통보였다. 게다가 월요일까지 결정해달라니…. 오늘이 금요일, 그것도 밤이었으니까 실은 이틀 하고도 몇 시간 안에 한국을 떠나는 결정을 내려야 했다.

나는 짧은 시간 동안 많은 생각을 했다. 한국인 치료사가 중동에서 언어치료를 한다니, 이게 가능한 일일지 의문이 들었다. 나는 이 면접을 보기 전까지는 대부분의 사람들처럼 두바이가 나라 이름인 줄 알았다. 그러나 두바이는 아랍에미리트(Arab Emirates)라는 연방국을 이루는 일곱 에미리트 중 한 곳이다. 에미리트는 미국으로 따지면 캘리포니아 주, 유타주와 같이 독립적으로 움직이는 행정 구역이다. 같은 나라지만 각기 다른 나라가 최소한의 공유를 하는 것처럼 움직여서 미국의 주 개념보다 정치적·경제적으로 더 독립적이라고 할 수 있다.

두바이의 공식 언어는 아랍어이다. 영어 역시 공용어로 포함되어 있지만 실질적으로 평균적인 영어 사용 비율은 높지 않고 국민의 영어 구사력도 영어권 국가라고 부르기에는 싱가포르나 인도 같은 나라에 비하면 다소 애매했다. 이 나라 국민의 모국어는 당연히 아랍어이다. 그런데 지금 뽑고 있는 언어치료 인력은 영어를 구사하는 영어권 국가의 사람도 아닌 한국인이다. 아랍어가 모국어인 환자를 영어로 언어치료 하는 것도 이상한데, 하물며 영어 네이티브도 아닌 한국인 언어재활사 라고?

한국에서 10여 년을 일한 한국인 언어재활사의 머리로는 납득이 안가는 일이었다. 내 영어 실력으로 언어치료가 가능할까, 하는 어학 실력에 대한 의구심은 둘째치고라도 더 중요한 다른 문제가 있었다.

한국은 미국 학제를 적극적으로 받아들였으나 한국어에 맞게 치료법을 발전시켰고 그것을 실제 치료에 사용하고 있다. 치료 기법이 완전히 다른 것은 아니지만 그럼에도 영어로 치료한다면 원서에 기록된 영어 음운학(말소리 체계), 통사론(문법적인 지식) 등을 적용한 언어치료 기법들을 활용해야 한다. 그런데 이 치료를 받는 환자가 정작 영어 원어민도 아닌 마당에, 영어에 기반한 치료법이 과연 환자에게 도움이 될지도 미지수였다. 생각만 해도 두통이 밀려왔다.

합격 통보 후에 이런 내 의견을 센터장님에게 전달했다. 센터장님은 물론 언어치료의 복잡한 문제를 다 이해하지는 못했다. 다만 그분의 요지는 이랬다.

첫째, 언어치료 파트는 병원의 전체 프로젝트에서 적은 비중을 차지한다. 둘째, 한국의 언어재활사는 언어 문제가 있는 실어증 환자보다는 구강운동이 필요한 마비말장애* 환자나 식이상의 어려움으로 도움이 필요한 삼킴장애 환자를 맡게 될 것이다. 셋째, 두바이 정부 측에 이러한 한계점을 충분히 전달했음에도 그쪽의 요청으로 이루어졌기 때문에 일의 성과에 대해서 크게 염려할 필요는 없다.

센터장님의 설명에도 실무자로서는 이 자리가 마음이 놓이지 않을 만큼 불안해 보였다. 아무리 크게 중요하지 않은 파트라고 해도 언어치료가 필요한 환자는 올 것이고, 그 치료를 성공적으로 하느냐 못하느냐는 나의 책임이지 않겠는가. 게다가 해외 인력을 데려와 진행하는 이 거대한 프로젝트의 기준이 그리 허술하지만은 않을 것이라는 생각이 들었다. 이 프로젝트의 모든 것이 핑크빛이라는 양 설명하는 담당자들

* 발음과 혀와 입술 등 운동성의 어려움으로 도움이 필요한 장애.

의 말도 전부 믿기는 어려웠다.

집에 돌아와 잠을 이루지 못하고 고민에 빠졌다. 이제야 정규직으로 종합병원에서 일하게 됐는데, 기껏 찾은 안정을 버리고 떠나야 할까? 이 질문에는 영어권 국가는 아니지만 늘 꿈꾸던 해외 근무의 기회라는 점과 병원에서 받는 의료기사 7급의 박봉에 비하면 거의 2.5배에 가까운 연봉을 받는다는 점이 나를 흔들었다.

그렇게 고뇌에 찬 3일이 지났다. 어머니는 물론 교회 리더들과의 긴 대화와 기도 끝에 나는 두바이에서 언어재활사(Speech Therapist)로 일하기 위해 한국을 떠나기로 결심했다. 지금 생각해도 참으로 용기 있으나 동시에 무모한 결정이었다. 아마도 스물아홉 살에 직장을 과감하게 그만두고 이 길을 시작하기로 결심했던 때와 비슷한 마음이지 않았을까 싶다. 마치 '지금 이 선택을 하지 않으면 평생 후회하지 않을까?' 하는 강박과도 같은 감정이었다. 하지만 후회는 없다. 만일 다시 한번 그런 기회가 온다면 지금의 나도 그때와 같은 선택을 할 것이 분명하기에.

혼돈과 시행착오로 가득 찬
해외 근무기

"아–."

비행기 문이 열리는 순간, 훅하고 들어온 섭씨 50도의 열기로 숨이
턱 막혔다. 두바이의 첫인상은 '너무 덥다' 그 자체였다. 한국 같은 습
한 열기가 아니라 머리카락이 타버릴 정도의 건조함이었다. 공항에서
풍겨오는 아랍 특유의 커피 향, 검은색 히잡이나 흰색 두건을 쓰고 있
는 사람들의 모습만으로도 '이제 정말 새로운 세계에 왔구나' 하는 실
감이 났다.

상대적으로 늦게 팀에 합류한 나는 이미 한 달 전에 출발한 나머지
팀들이 있는 호텔로 향했다. 그렇게 혼돈과 시행착오로 뒤덮인 나의 해
외 근무기가 시작되었다. 두바이에 도착한 후 몇 주 안에 들어가기로
한 직원 아파트에는 그 후로도 두 달 동안 못 들어갔고, 이미 한 달 전

에 열었어야 할 병원은 몇 달 넘게 오픈하지 못했다. 두바이 정부와의 계약 이행이 미뤄지고 임금 체납까지 진행되면서, 우리는 한국 병원에서 임시로 송금해준 돈을 나눠 쓰며 공동생활을 해야 했다. 만사 순조로우리라 생각한 건 아니었지만 낯선 환경에서 예상치 못한 문제들을 마주한 나와 한국 직원들은 모두 의기소침해졌다.

한국에서 30년을 넘게 산 내가 TV 매체로도 접한 적이 없는 아랍 국가에 적응해야 하는 개인적인 어려움도 컸다. 가장 괴로운 것은 아침마다 마주하는 섭씨 50도의 날씨였다. 덕분에 에어컨을 24시간 풀가동해야 해서 머리가 아픈데, 에어컨을 끄면 1초 안에 숨도 못 쉴 정도의 열기가 덮쳐왔다.

게다가 1년 내내 같은 날씨는 시간의 흐름을 잊게 만들어서 매일매일 똑같은 시간을 반복하는 느낌을 들게 했다. 평소 '한국은 왜 사계절이 있어서 사람을 힘들게 하나. 계절마다 옷 사는 것도 번거롭고 날씨가 바뀌는 것도 짜증 난다'라고 생각했던 나는 지난날의 행복에 겨운 투정을 반성했다.

음식 또한 나를 괴롭혔다. 아랍에서는 한국 음식을 만들 식재료 구하기도 어려운 일이었고 무엇보다 나는 요리를 잘하지 못했다. 사 먹는 음식은 입에 안 맞았다. 나는 평소 외국 음식을 좋아해서 해외 생활에 별다른 문제가 없을 것으로 생각했지만 큰 오산이었다. 당시에 우리나라에서 접할 수 있는 외국 음식이라는 것은 미국 음식이나 기껏해야 이

탈리아 음식 정도였다. 느끼하고 난해한 아랍 음식은 나에게 다른 차원의 음식처럼 여겨졌다.

그 외에도 매일 어디서나 쉽게 이용하던 와이파이가 하루아침에 없어진 상황에 가슴이 답답했고, 한국과의 시차가 많이 나서 화가 나고 스트레스를 받아도 영어를 하지 않으면 말할 사람이 별로 없다는 사실도 서글펐다. 외로움에 어쩌다 한국으로 전화해도 친구들은 곧 잠을 자야 하는 시간이었다.

언어 문제에 대해서도 할 말이 많다. 영어는 두바이의 공용어이지만 공공 영역에서 간단한 수준의 영어를 병행한다는 것이지, 모든 사람이 영어를 유창하게 한다는 의미는 아니다. 나도 외국인으로서 서툰 영어를 하고 있는데 상대방도 영어에 서툰 건 마찬가지라 매일매일 커뮤니케이션에 어려움을 겪었다.

두 번째 해에 나는 또 다른 에미리트인 라스알카이마(Ras Al Khaimah)로 이사를 했는데 그 도시에는 영어를 하는 사람이 더더욱 드물었다. 어느 날은 퇴근하다가 크게 교통사고가 나는 바람에 트럭을 불러서 고장 난 차를 운반하고 고치는 것까지 모두 어설픈 아랍어 단어와 보디랭귀지로 간신히 해결했다.

이런 상황이다 보니 한국팀들은 기본적인 아랍어를 배우기 시작했다. 한국어는 상대가 "안녕하세요" 하면 똑같이 "안녕하세요"라고 답하면 되는데, 아랍어는 "살라마 알라이쿰(السلام عليكم, 신의 평화가 있기를)" 하고 인사를 건네면 "와알라이쿰 앗살라무(وعليكم السلام, 당신에게도 평화가 있기를)" 라고 서로 대구가 되는 말로 대답해야 한다. 누군가를 만날 때마다 '살라마'가 먼저인지 '와알라이쿰'이 먼저인지를 생각하다 인사할 타이밍을 놓치곤 했다.

시간이 흘러 출근길에서 마주하는 이국적인 해변과 세계에서 가장 높은 빌딩이 동네 풍경처럼 느껴질 무렵, 날씨에도 음식에도 그럭저럭 적응하고 교회 활동을 통해 외국인 친구들도 생겼다. 1년쯤 지나니 인사할 때 '살라마'가 처음이라는 사실도 당연해졌다.

귀국 직전에는 한 달 동안 매일 머리가 한 움큼씩 빠졌을 정도로 아랍에서 겪은 황당하지만 지금은 웃어넘길 수 있게 된 에피소드들을 다 열거한다면 책 열 권으로도 부족하겠지만, 이 책은 아랍 여행기가 아니기에 고군분투 아랍 적응기는 이만 줄이겠다.

외국인 직원들과 지내면서
느낀 점

우여곡절은 있었지만 기다림과 혼돈의 시기를 견디자 드디어 병원이 오픈했다. 내가 일하던 병원은 두바이 중심가에 있었다. 새벽에 출근하면 다국적으로 구성된 직원들과 인사하고, 근무시간이 되면 히잡과 두건을 두른 아랍 사람들이 치료받으러 삼삼오오 병원으로 들어왔다. 한국에서 평생 일하던 나에게는 매우 이색적인 풍경이었다.

주요한 환자는 한국에서 내가 담당했던 환자들과 같이 뇌졸중 등의 뇌질환으로 물리·작업·언어치료가 필요한 이들이었다. 병원 오픈을 기다릴 때는 빨리 환자들을 만나고 싶었는데 막상 환자가 몰려드니 긴장되기도 했다. 한국에서 온 우리를 어떻게 생각할까, 혹여 문화적 차이로 실수라도 하면 어쩌나, 내 영어 발음을 못 알아들으면 어떻게 해야하나 등 많은 걱정과 기대 속에 첫 일주일이 정신없이 지나갔다.

새로운 환경에서의 첫 근무는 재미있고 흥미로운 점들도 있었지만 한국과는 너무도 다른 시스템에 적응해야 하는 부담도 있었다. 이 병원에는 두바이 사람인 병원장이 상징적으로 존재하면서 실질적인 병원 운영은 한국팀의 센터장과 의사들이 맡았다. 거기에 한국에서 온 물리치료사, 작업치료사, 언어재활사 팀과 인도 혹은 필리핀 출신의 간호사들과 물리치료사들, 그리고 다양한 나라에서 온 헬퍼들도 함께 일했다. 두바이 현지인 중 몇 명은 접수대에서 일했다.

한국에서도 교회에서 외국인들과 함께 봉사한 적은 있지만 온종일 외국인 직원하고만 일하는 건 처음이었다. 서로 다른 언어로 말하는 사람들과의 의사소통 문제는 둘째치고라도 다양한 나라의 사람들이 한 공간에서 함께 일한다는 것은 생각보다 어려운 일이었다. 각기 살아온 나라의 의료시스템이 다르고, 의료서비스나 고객응대, 기타 상식에 대한 범위가 다 달랐다. 전체적인 시스템은 한국의 팀들이 만들지만 일하는 직원들의 생각이 각기 다르니 여러 부분에서 서로 부딪칠 수밖에 없었다.

일례로 인도 직원들은 환자가 없으면 진료시간 중에 종종 도시락을 까먹곤 했다. 간단한 과자 정도야 먹을 수도 있다는 게 우리나라 정서라면 인도 직원들은 어차피 환자도 없으니 뭘 먹어도 상관없다는 생각을 하고 있었다. 급기야 주간 회의시간에 '도시락 까먹지 말자'는 논의가 이루어졌다. 그럼에도 한 인도 직원은 다음 날에도 도시락을 몰래 먹었다. 내가 주의를 주었더니 그 인도 직원은 팀장에게 가서 한국 직원이 자신에게 무례하게 군다며 불평했다. 자신이 한 잘못은 쏙 빼놓고 말이다. 결국 사건의 발단이 알려지면서 나에 대한 불만 제기는 조용히 넘어갔다.

무슬림 전통에 대한 이해와 적응도 필요했다. 한국 직원들을 제외한 외국인 직원들은 이미 이 나라에서 몇 년간 일했기에 현지 사정을 잘 알고 있었지만, 우리는 모든 것을 새롭게 배워가야 했다.

종교적으로 남녀를 엄격하게 구분하는 이 나라에서는 여성 물리치료실과 남성 물리치료실이 구별되어 있었다. 한번은 한국인 남성 직원이 진료시간이 거의 끝날 때쯤에 여성 물리치료실에 들어갔는데, 여성 환자 한 명이 아직 머물고 있었고 히잡을 쓰지 않은 상태라서 큰 소동이 일었다. 남편 이외의 남성에게 얼굴을 보일 수 없는 아랍의 풍습 탓에 여성 환자는 울면서 크게 화를 냈다. 우리에게는 이게 무슨 큰일인가 싶겠지만 그게 그 사람들의 전통이고 신념이기에 외국인으로서 따르는 게 맞았다. 결국 한국 의료진 차원에서의 공식적인 사과가 이루어졌다.

여러 가지 차이 중에서 가장 큰 문제는 바로 의료서비스의 질에 대한 기준 자체였다. 인도나 필리핀의 의료 수준을 폄하할 생각은 없지만, 적어도 그때 함께 일했던 직원들만 놓고 생각하면 재활치료에 대한 의식과 치료 질에서 다른 나라에 비해 우리나라는 꽤 앞서 있었다. 애초에 두바이 정부가 한국팀에게 이 병원의 운영을 맡긴 것 자체가 한국의 선진화된 의료서비스를 중심으로 외국인 치료사들이 협력했으면 하는 취지에서였다.

서로를 어느 정도 인정하고 협력하면 좋았겠지만 외국인 직원들은 이런 차이를 쉽게 인정하지 않으려고 했다. 게다가 앞서 말한 여러 가지 문제가 겹치면서 우리와 외국인 직원들은 금세 적대적인 관계가 되었다. 언어재활사는 나 하나였기 때문에 나는 직접적으로 의견 대립에 끼지는 않았지만, 한국인 물리치료사들은 외국인 물리치료사들의 설명이 전혀 맞지 않는다는 이야기를 여러 번 했다.

하지만 인도나 필리핀 직원들은 대부분 한국인 직원들보다 영어가 유창했고 현지인들과의 소통도 더 잘 되었다. 인도의 힌디어가 아랍어와 언어적으로 유사해서 서로 어느 정도는 알아들을 수 있다는 장점도 있었다. 이런 점에서 한국인 직원들보다 유리한 위치에 있는 외국인 치료사들과의 이견을 좁히기는 쉽지 않았다. 우리는 환자들과의 의사소통의 어려움과 함께 외국인 직원들과의 소통 그리고 치료에 대한 이견까지 떠안아야 했다.

외국인 직원뿐 아니라 두바이 현지인 직원들과의 생각 차이도 있었다. 한국의 병원에서는 접수를 보는 사람과 의사와의 상하관계가 매우 분명하지만, 이 나라에서는 의사와 접수원, 치료사가 어떻게 보면 모두 평등하다고 볼 수 있었다. 중요한 것은 직업이나 지위가 아니었다. 신분 관계에서 무조건 현지인이 외국인보다 우위를 차지했다. 그래서 회의시간에 접수원들이 의사들에게 환자가 너무 많아서 접수를 보기 힘들다고 항의하는 우스꽝스러운 광경이 벌어지기도 했다.

이렇게 다국적 직원들이 일하는 곳에서 지내며 느낀 점이 하나 있었다. 한국의 의료체계에선 다른 직원이 의사들에게 자기 의견을 말한다는 건 매우 어려운 일이다. 혹시라도 중요한 점에서 의료과장이 틀리게 말하는 경우, 수정하지 않을 수는 없기에 엄청난 부담을 안고 아주 조심스럽게 돌려서 지적해야 했다. 그것이 치료 자체에 관한 것이 건, 업무프로세스에 관한 것이 건 말이다.

한국팀의 눈에는 그들의 치료 지식이나 치료법이 매우 열악하다고 느껴도 외국인 직원들은 치료사로서 당당했고, 의사들에게도 자신들의 의견을 당당하게 말했다. 틀린 것을 주장하는 모습은 당황스러웠지만 자기 생각을 자유롭게 말하는 그들의 태도는 부럽게 느껴졌다. 각자의 전문 분야를 인정하고 의사와 동등하게 논의할 수 있는 모습으로 보였기 때문이다.

또한 현지에 의료인력이 부족해서 외국 의료진에 의존할 수밖에 없는 그 나라에선 물리치료사를 비롯한 치료사들의 처우가 한국과는 비교할 수 없이 좋았다. 내가 해외 근무를 했기에 급여를 더 받은 것이 아니라, 그 나라에서는 원래 치료사의 급여가 높았다. 해외 근무로 인한 혜택은 거주할 집의 집세를 병원에서 내주는 정도였다. 세계적으로 높은 의료 수준을 자랑하는 우리나라의 병원 체계에서 한 번쯤은 생각해볼 문제가 아닌가 싶다.

두바이에서 느낀 점들은 이후 내가 귀국해서 치료사로서 일하는 데에도 많은 영향을 끼쳤다. 한국에 돌아온 이후 다시 종합병원에서 일하지는 못했지만 내가 전문가임을 의식하고 남에게도 알리려는 노력, 전문가로서 행동하려는 노력, 그리고 나에게 주어진 페이에 대해 협상하려는 태도 등 많은 부분을 바꿔놓았다. 두바이에 가기 전에는 이런 것들을 생각만 하는 차원에 머물렀다면, 다녀온 후에는 생각을 실천으로 옮기기 시작했다.

새로운 기준,
박스에서 나와 생각하기

언어 소통에 대한 고민

한국을 떠나기 전에 했던 나의 걱정은 '내 영어 실력으로 과연 현지에서 언어치료를 잘 할 수 있을까?'였다. 두바이에 있는 2년 동안 미국 또는 영국 친구들과 활발히 교류하고 혼자서도 공부한 덕에 돌아올 때는 영어 실력이 크게 향상되어 있었지만, 한국을 떠날 때만 해도 영어를 유창하게 한다고 말할 수 있을 정도는 아니었다.

막상 현지에 도착하니 생각보단 영어 실력이 중요하지 않았다. 물론 두바이 정부 직원과의 회의 때나 현지에서 자격시험을 보기 위해서는 유창한 영어가 필요했지만, 환자 중에 영어로 의사소통할 수 있는 사람은 정작 3분의 1 정도에 불과했다. 나머지는 아주 기본적인 영어만 구사할 수 있거나 심지어 영어를 한마디도 못 하는 환자들도 있었다.

한국을 떠날 당시에는 환자들이 모두 영어를 어느 정도 할 수 있다고 들었는데, 그걸 다 믿은 건 아니었지만 상황은 정말 암담했다. 환자가 영어 사용자라도 의사소통에 어려움이 있을 텐데 심지어 영어를 전혀 못 한다니. 도대체 어떻게 해야 할지 암담했다.

두바이 정부 측에 이런 상황을 전달했다. 그들의 해결책은 나에게 통역을 붙여주는 것이었다. 환자의 이동을 돕는 헬퍼 중에 영어와 아랍어를 동시에 하는 J라는 사람이 나의 통역사로 배치되었다. 내가 만일 두바이에 가기 전에 다문화 가정을 대상으로 언어치료를 했다면 통역으로 이루어지는 언어치료를 좀 더 자연스럽게 받아들였을 것 같다. 하지만 그런 경험이 없었던 당시에는 통역과 함께 언어치료를 하는 시스템이 너무 낯설었다.

더 문제가 되었던 건 바로 그 통역이라는 것이었다. J가 영어와 아랍어를 하는 것은 사실이었다. 하지만 한국 사람 기준으론 그 정도 실력으로 영어를 한다고 하기는 어려웠다. J의 영어는 중학교 수준도 안 되었고, 아랍어는 두바이에서 통용되는 아랍어가 아니어서 현지어와는 사용하는 단어도 조금씩 달랐다.

한번은 내가 환자에게 'lesson(교훈)'이라는 단어를 말한 적 있는데 J가 통역하다가 그 단어가 무슨 뜻인지 물은 적도 있었다. 조금만 어려운 단어를 쓰면 J가 알아듣지 못해서 나는 이런 식으로 설명했다. "The meaning of lesson is that you have felt something useful after you have gone through many things in your life(교훈이란 인생의 여러 가지 일을 겪은 후에 깨달은 유용한 무언가를 말해)." 내 설명을 들은 후에 J가 알겠다며 환자에게 다시 통역을 해주었지만 그때 J가 제대로 알아들었는지, 제대로 통역해주었는지는 사실 지금도 알 수 없다.

결국 나중에는 구글 번역기를 써서 서로 모르는 단어를 전달했다. 그나마도 J가 치료시간에 갑자기 사라진 적이 있었다. 알고 보니 하루에 다섯 번 있는 무슬림의 기도시간에 맞춰 기도하러 갔다는 것이다. 환자 예약이 있는데도 기도하러 자리를 비운 것 때문에 J와 다투었지만, 결론은 무슬림의 전통을 모독했다는 이유로 나만 병원장에게 끌려가서 한 소리 듣게 되었다.

'이런 방식의 치료라도 정말 충분할까?'

나는 이런 걱정을 했지만, 그런 치료라도 감사해하는 사람들이 있었다. 이 나라에는 언어치료라는 개념 자체가 낯설었다. 물론 사설 치료실들에는 미국에서 온 언어재활사가 근무하고 있었지만 대개 현지에 있는 외국인들의 자녀들이 이용했다. 언어치료에 대한 개념이 생소하고 보수적인 아랍 사람들이 사설 치료실까지 가서 언어치료를 받는 일은 드물었다.

다른 정부 병원에 음성학자(Phonetist)라는 직업을 가진 사람이 있었는데, 이는 영국 제도에서 나온 직업이었고 일정 부분의 언어치료를 수행했다. 하지만 내가 그 치료를 관찰하고 느낀 점은 특수교육도 아닌

과외수업에 가깝다는 것이었다. 틀린 말을 몇 번 반복해서 말하게 하는 식에 불과했기 때문이다. 두바이 정부에서 언어의 차이에도 불구하고 외국인 치료사의 언어치료를 시도하려는 이유를 조금은 알게 되었다. 하지만 아무리 전체 팀에서 언어치료가 차지하는 비중이 낮고 언어 차이로 인해서 어쩔 수 없는 부분이 있다고 해도 더 나은 방법을 찾고 싶었다.

아랍어로 된 검사 도구 개발

나는 아랍어를 공부하기 시작했다. 아랍어를 공부한다는 말은 인사말처럼 간단한 생활언어를 익힌다는 의미가 아니다. 앞서 밝혔듯이 언어치료를 하기 위해서는 그 나라의 언어와 문법 그리고 음운 구조*를 알아야 한다. 나는 간단한 단어를 공부하는 한편 아랍어의 구문 구조, 문법 그리고 자음과 모음의 구성을 공부하기 시작했다. 이것을 모르면 실어증 환자나 마비말장애 환자가 보이는 오류를 이해할 수 없기 때문이었다.

아랍어를 배우는 것은 쉽지 않았다. 아랍어는 어순과 구문 구조에서는 영어와 비슷한 면도 있지만 문법적으로는 한국어와 비슷한 면도 있

---

* 쉽게 말해서 한 언어의 소리 구조를 말한다.

었다. 우리나라처럼 조사, 어미, 연결어미와 유사한 문법적 장치가 있었다. 음운 구조 면에서도 내가 접근할 수 있는 자료가 한정적이어서 일단 개별 자·모음을 배우는 데 집중했다.

어휘를 공부할 때도 어려움이 많았다. 앞서도 잠시 언급했지만 아랍어는 지역마다 쓰는 어휘가 조금씩 다르다. 아랍에미리트 내에서도 수도인 아부다비와 내가 있는 두바이의 어휘가 달랐고, 아랍어를 쓰는 국가 간의 차이는 더욱 심했다. 우리나라의 사투리 개념보다는 영국 영어와 미국 영어의 차이일 듯하다.

한번은 '의자'라는 단어를 아랍어로 알고 싶어서 헬퍼들에게 물어봤다. 5명의 헬퍼가 각기 다른 2~3개의 단어를 알려주더니 서로 자기 단어가 옳다고 말다툼했다. 헬퍼가 이란, 예멘 등 각기 다른 지역에서 왔기 때문에 서로 다른 아랍어를 구사해서 실제로 사용하는 단어가 달랐던 것이다.

서로 조금씩 다른 아랍어를 쓰고, 영어까지 공용어로 사용하는 아랍의 사람들에게 '의사소통이 된다'라는 의미는 우리나라와 같이 한 가지 언어만을 쓰는 사람들과는 다르겠다는 생각이 들었다. '아, 다르고 어, 다르다'라는 말처럼 같은 말을 쓰고 있는 우리에게는 단어 하나, 토시 하나도 문제가 되기도 한다. 나도 직업이 직업인지라 치료 상황뿐 아니라 일상에서도 이런 작은 부분에 민감한 편이다.

그러나 이 나라에서는 한국에서와 같은 접근이 어려웠다. 서로 사용하는 어휘와 문장 구성이 조금씩 다르고 여기에 영어까지 섞이는 나라에서, 내가 보기에 의사소통이 잘 된다는 의미는 자세한 부분은 포기한 채 '어느 정도 이해할 수 있다' 정도였다. 지역 간의 아랍어 차이도 있었지만 신세대와 구세대 사이의 아랍어 이해 정도에서도 차이가 컸기 때문이다. 신세대는 영어교육의 강화로 오히려 아랍어보다 영어를 더 잘했다. 환자 중에 TBI*를 가진 한 20대 청년은 영어에 능숙해서 나에게는 치료하기 좋은 환자였지만 아랍어만 하는 할아버지와는 소통이 전혀 되지 않았다. 환자 가족들과도 소통의 어려움이 많았다.

이 나라에서 언어치료를 하는 외국인 치료사로서 이 사회에서의 의사소통 본질을 이해하는 것이 중요하다는 생각이 들었다. 물론 아랍어를 잘 아는 사람이 보면 내가 하는 말은 엉터리일지도 모르겠다. 나는 단어 수준의 아랍어를 배운 정도이니 이런 의견은 그냥 재미로 흘려듣기를 바란다.

나는 아랍어 공부를 하면서 영어로 된 실어증 환자의 검사 도구인 Western WEB(웨스턴 실어증 검사 도구)**을 아랍어로 번역하기 시작했다. 구글 번역기를 돌려 대충이라도 번역하면 통역사인 J가 현지어로 바꿔주었다.

잠시, 학부에서 영어영문학을 전공한 사람으로서 번역에 대해 이야기하지 않을 수 없다. 번역이라는 건 단순히 문장 대 문장으로 한 언어

* 외상으로 인한 뇌손상.
** 뇌손상으로 실어증이 생긴 성인 환자의 언어능력을 평가하는 검사.

에서 다른 언어로 뜻을 직역하는 것만이 아니다. 번역한 문장이 현지에서 문화적으로 이해 불가능하게 되었다면 그 번역은 쓸데가 없다.

예를 들어 번역된 문장 중에 "12월에 눈이 옵니까?"라는 문장이 있었다. 번역으로 치자면 굉장히 간단한 번역일 것이지만, 두바이에서 이 문장은 어불성설이다. 이 문장을 번역해달라고 하자 J는 '여기는 1년 내내 눈이 안 오는데 왜 이런 걸 물어봐요?'라고 반문했다. 두바이는 비가 잘 오지 않는 사막인데다가 겨울에도 날씨가 따뜻해서 눈은 더욱더 올 리가 없었다. 나는 J에게 조언을 구해서 이 나라 문화에 맞는 질문으로 바꿔야 했다.

나는 이런 세밀한 부분을 반영하며 구글로 번역했고, 그걸 J가 2차 수정하면 다시 아랍어를 잘 아는 직원에게 3차 번역을 맡겨서 아랍 최초의 실어증 검사 도구를 탄생시켰다. 내가 돌아온 이후에도 그 도구가 현지에서 쓰였는지는 모르겠지만 당시로서는 내가 최초로 아랍어 검사 도구를 추진한 사람이 되어버렸다. 적어도 내가 있는 2년 동안 작은 업적 정도는 남긴 게 아닌가 하는 생각이 든다.

이렇게 검사 도구가 완성되자 전보다는 표준화된 검사로 환자 상태를 확인할 수 있었다. 아랍어에 대한 이해도 늘면서 환자들의 치료에도 좀 더 세부적인 도움을 줄 수 있게 되었다. 간간이 영어를 유창하게 구사하는 환자가 오거나 구강기관의 운동연습이 중요한 삼킴장애 또는 마비말장애 환자가 올 때는 고마운 생각도 들었다.

물론 여전히 이곳에서의 나의 치료는 한국에서 이뤄지는 언어치료와 비교한다면 매우 미흡한 수준이었다. 그렇지만 '한국과 다르다. 언어치료를 이렇게 하면 안 된다'라면서 불평만 한다면 아무것도 할 수 없다. 언제까지나 작은 상자 안에서 징징댈 수는 없었다. 박스 안에서 나와 이 나라의 환경에 맞게 생각했더니 제한적이지만 내가 할 수 있는 것들을 찾을 수 있었다. 나의 부족한 치료로도 상태가 좋아지는 환자들이 생겼고, 작게나마 그곳 사람들이 언어치료가 무엇을 하는 것인지 이해하기 시작했으니까 말이다.

치료사로서 성장하다

그렇게 새로운 길을 찾았던 나의 방식은 후에 치료사로서 좀 더 분석적으로 환자를 보고, 더 다양한 치료 방식을 찾을 수 있는 밑거름이 되었다. 당시에는 몰랐다. 치료사로서 내가 성장했다는걸.

'이 사람은 아랍어로 생각하니까 이런 식으로 생각하겠네. 지금 이렇게 오류가 나겠고.'

매일 이렇게 환자가 보이는 언어 문제와 조음 문제의 원인을 뜯어보다 보니 한국에 돌아온 후 나의 치료는 많이 바뀌어 있었다. 전보다 분석적이고 세심해졌다.

그때의 경험이 가장 도움이 되는 때는 가끔 찾아오는 이중언어 사용자들을 치료할 때이다. 언어 간의 차이와 이중언어를 사용할 때의 인지적 문제를 생각하며 하는 치료에 익숙해지면서 나는 아동의 다문화의사소통장애(이중언어장애)[*] 치료 분야에 더욱 큰 관심을 두게 되었다.

　　이 분야와 관련해 한국에서 처음 치료했던 아동은 독일로 이민을 간 4세 아동이었다. 아이는 영어를 할 수 없었고 한국어를 조금 알고 있었다. 나는 독일어를 못했고 아이도 독일어는 간단한 단어만 아는 수준이어서 고민 끝에 처음에는 한국어로 치료했다. 다행히 아이는 빠르게 진전을 보였고, 5개월 만에 한 단어 수준의 발화에서 두세 단어 발화를 하기 시작했다. 어느 정도 언어촉진을 한 후에는 아이 형의 통역을 통해 독일어로 치료하는 특이한 치료를 시도했다. 아이가 다시 독일에 돌아가야 했고 한국으로 돌아올 계획이 없었기 때문이다. 이런 시도는 두바이에서의 경험이 없었다면 감히 시도하기가 쉽지 않았을 것 같다.

　　그 후에도 인도네시아에서 온 영어 및 한국어 사용자를 치료하거나, 외국에 사는 교포의 자녀들을 온라인으로 치료할 때 해외 근무 경험이 도움이 되었다.

　　두바이에서 일한 지 1년이 지나면서 외국에서 일하는 언어재활사에 대한 생각도 점차 바뀌었다. 대개 언어재활사는 자신이 치료하는 언어를 모국어로 사용한다. 하지만 모국어를 구사하는 언어재활사가 없는 이 나라에서 언어치료를 하는 외국인 언어재활사의 역할은 조금 다르

---

[*] 두 가지 언어를 구사하는 아동이 언어 간의 차이로 언어지연 혹은 언어장애를 보이는 것을 뜻한다.

다. 그 나라의 언어를 분석하여 이 언어를 구사하는 사람에게 나타나는 오류를 패턴화해서 치료하는 방식이다.

실제로 미국에서는 이민자의 증가와 함께 2, 3세들의 언어 문제도 많이 발생한다. 다양한 곳에서 이민자들이 오기 때문에 영어와 함께 스페인어, 중국어 정도는 구사하는 치료사들이 있지만, 한국어나 다른 언어를 구사하는 언어재활사를 일일이 찾기는 어렵다. 이럴 때는 내가 두바이에서 했던 것처럼 부모님이 통역자가 되어서 한국말을 아동에게 중재하는 언어치료를 미국인 치료사가 진행하거나, 혹은 영어로 중재하지만 여전히 어머니가 거의 보조치료사 수준으로 아동에게 통역을 해주는 방식의 치료들이 진행되고 있다.

요즘은 우리나라도 이민자의 증가로 점차 이런 문제들이 늘어나고 있으며, 다문화의사소통장애(이중언어장애) 분야는 언어재활사가 다루어야 하는 분야 중 하나로 자리 잡고 있다. 처음 해외 근무를 시작하던 당시에는 한국에서 보편적으로 진행되는 치료와 너무도 달라 받아들이기 힘들었지만 이것도 언어치료 중 한 분야이구나, 하고 지금에 와서 생각해본다.

처음으로 언어장애를
공감하게 된 순간

해외 근무를 하기 전에 나는 한국에서 언어장애가 있는 사람들을 10년 이상 만나왔다. 그중에는 노인도 있었고 청소년도 있었으며 어린아이도 있었다. 아이들뿐 아니라 성인 환자들도 자신이 하고 싶은 말을 제대로 할 수 없을 때 갑자기 화를 내거나 답답해하기도 한다.

이들이 처한 어려움의 원인은 여러 가지였다. 발음이 좋지 못해서 의사소통이 어렵거나, 표현할 수 있는 단어가 부족하거나, 또는 문법적 지식이 부족해서 하고 싶은 말이 왜곡되기도 했다. 나는 그들의 어려움이 해결될 수 있도록 도와주는 사람이다. 당연히 치료자로서 환자를 향한 안타까움을 가지고 그들의 상황을 공감하며 최선을 다해 돕고 있다고 생각했다.

그랬던 나는 두바이에 와서 자신의 치료를 반성하게 되었다.

한국 사람들하고는 한국어를 썼지만 외국인들과는 영어로 대화해야 했고, 비록 단어 수준이지만 아랍어까지 배우기 시작하면서 긴장을 한 탓에 자주 신경이 날카로워졌다. 그러던 어느 날 아침, 외국인 교회에 가서 친구와 이야기하던 나는 갑자기 말을 더듬기 시작했다. 영어와 아랍어, 한국어는 각각 발음도 다르고 어휘도 문법도 달랐는데 그 세 가지를 동시에 처리하다가 생긴 뇌의 용량 부하였을 것이다.

갑자기 온 말더듬증으로 나는 내가 하고 싶은 말을 하지 못했다. 그때 영어를 굉장히 잘했던 홍콩 친구가 내 의중을 알아차리고 나 대신 말을 해주었다. 순간 눈물이 났다. 내가 하고 싶은 말이 맴돌면서 나오지 않는 그 순간에 공포를 느꼈다. 말더듬 현상은 2~3일 정도 나타났다가 사라졌다. 그제야 처음으로 언어장애가 있는 분들의 마음을 조금은 공감하지 않았을까 하고 감히 말해본다.

그 순간만이 아니라 두바이에서 외국인으로 산다는 건 내게 매순간 의사소통 장벽을 느끼게 했다. 인도인이나 아랍인들의 영어 발음을 한국인인 나로서는 이해하기 어려웠고 그쪽도 마찬가지일 때가 많았다. 은행 계좌를 만드는 데 꼬박 하루가 걸렸고, 내 전화 명의가 다른 사람 앞으로 되어 있어서 그걸 바꾸는 데에 열흘이 걸렸다. 서비스가 불만족스러워 항의할 때도 언어적인 문제로 시원하게 설명할 수 없었다. 의사소통의 어려움을 느낄 때마다, 상대방이 하는 말을 못 알아들을 때마다, 내 영어 발음 때문에 미국인들이 내가 열심히 하는 말을 이해하지 못할 때마다 나는 위축되었고 크게 스트레스를 받았다.

한국에서 나는 말을 잘하는 편이었다. 내가 하고 싶은 말은 글로든 말로든 다 표현해낼 수 있었다. 그런데 처음으로 하고 싶은 말을 제대로 하지 못하는 하루하루가 이어졌다. 그런 위치에 있자니 마음이 매우 불안해졌고 여유도 없었으며 가슴이 답답했다. 나에게 온 환자분들은 아마도 이런 기분을 평생 느껴왔을 것이다. 나는 치료는 열심히 해왔지만 한 번도 그분들의 마음을 진심으로 공감한 적은 없었던 것 같았다.

한국에 와서 다시금 환자를 만났을 때는 마음가짐이 달라졌다. 그때의 그 경험으로 치료사로서 스킬을 높이는 데에만 급급하지 않고, 치료사가 진정 무엇을 하는 사람인가를 다시금 돌아보면서 앞으로 도약할 수 있었다.

아메리칸드림을
꿈꾸다

그렇게 두바이에서 2년을 보냈다. 외국 생활을 하며 얻는 것도 많았지만 더 이상의 시간은 진보가 아닌 허비라는 생각이 들었다. 아직 2년의 계약 기간이 더 남아 있었지만 나는 한국행을 결심했다. 언어치료 파트의 성과에 대한 부담도 어느 정도 영향을 주었지만 무엇보다 나 스스로가 돌아가고 싶다는 생각이 더 컸다. 어차피 계약 기간이 끝나면 한국으로 돌아가야 할 텐데, 한 살이라도 더 나이가 적을 때 돌아가는 게 낫다는 생각도 있었다.

내가 두바이를 떠난다는 소식에 같이 일하던 외국인 직원들은 나에게 미국으로 가느냐고 물었다. 인도나 필리핀 사람들은 보통 비자나 시험 준비 등의 이유로 바로 미국에 취업하기 어려울 때 두바이를 선택한다. 그래서 나 역시도 같은 결정을 했다고 생각했던 것 같다.

'미국? 거기는 내 영어 실력으로는 못 갈 텐데.'

나는 항상 이렇게 생각해왔다. 하지만 미국이나 영국 같은 외국에서 일하는 것이 보편화되어 있던 필리핀과 인도 사람들은 내게 지금 영어면 충분하지 않느냐, 왜 도전하지 않느냐고 반문했다. 한국으로 돌아와서도 그들과의 대화는 늘 내 마음속 한구석에 있었다. 정말 내가 미국에서 일할 수 있을까?

두 가지 선택지 중에서 고민하다

한국으로 돌아왔을 때 나의 선택지는 두 가지였다. 나를 파견한 병원에 정직원으로 들어가는 것과 다른 곳에 취직하는 것. 나를 두바이에 파견한 병원에서는 한국에 돌아왔을 때의 정규직 자리를 처음부터 약속했다. 그러나 고민 끝에 나는 다른 곳에 취직하는 쪽을 선택했다. 정규직을 선택하지 않는 이유 중에는 그 병원의 분위기나 근무 조건이 내 생각과 맞지 않기도 했지만 역시 성인 언어재활보다는 아동 언어치료 분야로 돌아가고 싶었던 이유가 제일 컸다.

다시 취업 전선에 뛰어든 결과는 참담했다. 나는 예전보다 경력이 쌓이고 치료에도 더 능숙해졌다고 생각했지만, 열 곳이 넘는 종합병원에 지원했음에도 서류 심사에서 다 떨어져 면접까지 가지도 못했다. 두바이 가기 전에는 면접에도 가지 못한 적은 한 번도 없었는데, 예전과 달라진 건 나이를 더 먹었다는 것뿐이었기에 자연스레 그 때문이라는 생각이 들었다. 언어재활사가 그래도 전문직인데 나이가 경력보다 앞선다는 게 서글프다는 생각도 들었다.

결국 처음으로 사설 언어치료실의 문을 두드렸다. 사설 치료실에 어떤 편견을 가진 건 아니었지만, 병원이라는 환경에서 고정급을 받고 일하는 방식에 익숙했던 탓에 프리랜서로 일하면서 매달 다른 급여를 받는 사설 치료실에서의 일은 내게 새로운 도전이었다(프리랜서 언어재활사에 대해서는 뒤에서 더 자세히 이야기하겠다).

치료실에서 일하기 시작하면서 나는 미래에 대해 고민했다. 가장 큰 어려움은 30대 후반의 나이가 되었음에도 모아놓은 돈은 두바이에서 모은 월급뿐이었고, 결혼하기에도 너무 늦은 나이가 되었단 점이었다. 지금 치료실에서 버는 돈으로는 노후를 장담할 수 없을 것 같았다.

다시 직업에 대한 고민이 시작되었다. 이럴 거면 두바이에 가지 말고 정규직으로 들어갔던 병원에서 뿌리를 내렸어야 했다는 생각마저 들었다.

"왜 미국에 가지 않아?"

두바이에서 외국인 직원들이 내게 했던 말이 귓가를 맴돌았다. 현실적으로 한국에서 대학원을 나와 미국에 일하러 간다는 건 그들의 말처럼 쉬운 일은 아니었다. 외국에서 대학원을 나오는 것 외에는 별다른 수가 없었다. 그러나 두바이에 가기 전부터 나에게 유학은 경제적으로 가능한 일이 아니었다.

다시 한번 나의 무한 인터넷 검색이 시작되었다. 미국에 갈 수 있는 길이 없을지 고민하며 이곳저곳을 찾아보았다. 그러다가 'Working USA'라는 한 커뮤니티를 알게 되었다. 미국에서 일하고 있는 한국인들의 커뮤니티였다. 미국 취업으로 시작해 시민권을 취득한 이들부터 현재 취업비자로 일하는 사람들이 대부분이었다.

커뮤니티를 둘러보던 중 남편을 따라 미국에 간 한 언어재활사의 글을 보게 되었다. 모 대학원 졸업자이고 남편 취업 때문에 미국에 왔는데, 어떻게 하면 현지에서 일할 수 있을지를 묻는 글이었다. 이 글에 달린 무수한 댓글은 대부분 글쓴이를 조롱하는 내용이었다. '현지에서 일하는 게 얼마나 어려운 줄 아느냐'부터 시작해서 '네가 미국 사람이면 너한테 잘도 언어치료를 받겠다'는 식이었다.

부정적인 댓글들로 마음이 안 좋아질 때쯤, 맨 끝에 달린 한 댓글을 보았다. 본인은 미국으로 유학을 와서 현재 미국에서 언어재활사로 일하고 있는데 인도인이나 필리핀인 동료들은 유학 없이도 바로 미국 자격증을 취득해서 일하고 있다며, 한국 학교를 나와서 자격증을 취득한 사람은 없지만 불가능할 것 같진 않다는 댓글이었다.

그 댓글 한 줄에 마음이 떨렸다. 희망이 보였다. 좀 더 자세한 얘기를 듣고 싶었지만, 문제는 이 글이 작성된 지 이미 6개월이 지났다는 것과 익명 게시판에 달린 댓글이다 보니 한국의 인터넷 카페처럼 쪽지나 이메일을 보낼 수도 없다는 것이다. 글쓴이에 대한 아무런 정보가 없었다. 어쩌면 여기에 길이 있었을지도 모르는데. 하루를 고민하다가 무작정 이 사람을 찾아보기로 했다.

"이 글을 작성하신 분을 찾습니다."

원글과 댓글을 캡처해서 글을 올렸다. 드넓은 사이버상에서 익명으로 글 쓴 사람이 6개월이나 지난 시점에서 내 글을 읽고 연락을 준다는 것은 마치 서울에서 김 서방 찾기 같았다.

그로부터 3일 후, 한 통의 메일이 도착했다. "저를 찾는다는 글을 보고 연락드렸습니다." 이렇게 시작된 메일에는 김○○ 선생님의 친절한 글이 이어졌다. 나는 곧바로 답장했고, 우리는 몇 번 더 메일을 주고받은 끝에 스카이프로 통화할 수 있었다.

통화하고 보니 우리는 나이도, 성별도 같아서 오래 알고 지낸 사람들처럼 금세 친해졌다. 김 선생님은 당시 미국 캘리포니아주에서 언어재활사로 일하고 있었다. 원래는 다른 과목으로 미국 유학을 갔다가 언어병리학으로 전공을 바꿨는데, 김 선생님도 원어민은 아니다 보니 처음에는 이 일을 하는 데 어려움이 있었다고 했다. 하지만 캘리포니아에는 필리핀, 인도 등의 국가에서 온 유학생들이 많았기 때문에 사실 취업하는 데에는 큰 어려움이 없었다고 설명해주셨다.

김 선생님과의 통화를 계기로 나는 다시 한번 새로운 도전을 해보기로 했다. 소위 기회와 평등의 나라라는 아메리칸드림을 좇아서 말이다.

미국 진출을 위한
가이드

　김 선생님을 통해 알게 된 정보와 이후 3년간 내가 스스로 조사하면서 알게 된 내용을 토대로 지금부터 언어재활사(Speech and Language Pathologist)로 미국에 진출하는 방법을 소개하려고 한다.

　결론적으로 내가 한국에 남은 이유는 미국 진출에 실패했기 때문이다. 김 선생님과 이런 농담을 하곤 했는데, 우리가 성공하면 미국 진출을 꿈꾸는 한국 학생들을 위한 에이전시를 만들어서 브로커 역할을 하자는 우스갯소리였다. 하지만 계획이 성공하지 못하면서 그 충격에서 벗어나기까지 몇 년이 걸렸다.

　나는 종종 유학 정보를 물어보는 메일을 받는다. 지금도 내심 부러움과 질투가 느껴질 만큼 나에게는 다시 하지 못할 도전이지만, 누군가 이 글을 통해 도전에 성공해서 나의 시행착오가 유용하게 쓰일 수 있기를 바라는 마음으로 그 과정을 남겨보려 한다. 그렇게 된다면 지난날의 내 시간이 무의미한 도전으로만 남지는 않을 것 같다.

언어병리학 석사로 유학 가기

가장 쉬운 첫 번째 방법은 언어병리학 석사로 미국에 유학을 가는 길이다. 이미 많은 후배들이 미국에 가 있는 걸로 알고 있고 내 동기들도 많이 떠났다. 나도 석사 입학 전에 미국 여행을 갔을 때 호기심에 미국 대학에 방문해서 석사 과정에 대해 문의했다. 그때만 해도 언어병리학 쪽은 꽤 보수적일 때라서 학교 측은 외국인 학생을 받는 것 자체에 매우 부정적인 태도를 취했다.

현지에서 언어병리학과에 다니는 교포 학생과 이야기할 기회도 있었는데, 그 학생이 하는 말이 교수님 중에 중국 교포 출신이 있는데 수업 때마다 발음 때문에 학생들로부터 항의받는다고 하면서, 나에게 미국 유학을 온다 해도 취업은 쉽지 않을 거라고 말했다.

언어 문제로 인해 미국에서 일하기란 절대 쉽지 않을 거라고 느꼈다. 하지만 아무리 쉽지 않다 해도 이미 미국에서 공부를 하고 있는 사람들이 많기 때문에 불가능한 것은 아니다. 앞서 말했듯 나의 동기 중 한 명은 공부하러 간 미국에서 당당하게 언어병리학과 교수가 되었다. 다만 언어병리학 과정에는 능숙한 영어 실력이 필요한 건 사실이다. 혹여 영어 실력이 부족하다면 어학 과정을 더 길게 하면 도움이 될 것이다.

이 글을 쓰고 있는 오늘도 나의 유튜브 채널 구독자에게 같은 답장을 해주었는데, 유학할 미국 지역을 고민한다면 개인적으로는 캘리포니아에 있는 대학을 추천한다. 한국에 돌아올 목적으로 유학을 떠나는 사람들이야 한국에서도 유명한 아이오와대(The University of Iowa)나 위스콘신대(University of Wisconsin), 피츠버그대(University of Pittsburgh) 같은 명문대에 들어가는 편이 낫겠지만, 미국 내에서 일할 생각이라면 외국인으로서 취업이 유리한 지역이 더 낫다.

김 선생님도 뉴욕에서 먼저 일을 시작했지만 외국인에게 호의적인 캘리포니아 지역에서 일하는 것이 훨씬 좋았다고 하셨다. 최근에는 한국 교포가 많아지면서 한국어와 영어 모두를 할 수 있는 치료사들의 수요도 늘고 있다고 한다.

캘리포니아의 대학으로는 크게 UCLA(University of California, Los Angeles), UC Stanford로 대표되는 UC 계열의 학교가 있고, 또 CS(California State University) 계열의 학교가 있다. UC 계열의 학교들이 더 유명하지만 아쉽게도 UC 계열에는 언어병리학과 청각학을 전공할 수 있는 곳이 없다.

하지만 앞서 말했듯이 미국 내에서 일할 생각이라면 사실 이런 학벌은 그리 중요하지 않다. 언어병리학이 개설된 CS 계열 학교들이 한국에서 유명하지 않다고는 해도 미국 내에서는 꽤 좋은 학교이고 학비도 저렴한 편이다. 캘리포니아주립대 로스앤젤레스 캠퍼스(California State University, Los Angeles), 캘리포니아주립대 풀러턴 캠퍼스(California State

University, Fullerton), 캘리포니아주립대 노스리지 캠퍼스(California State University, Northridge) 등 대부분의 CS 계열에는 언어병리학이 개설되어 있다.

외국 학생으로서 석사에 지원하면 석사 전 프로그램(Pre-graduate Certification Program)을 일부 수강하게 될 수도 있다. 이 과정은 원래 학부 과정에서 언어병리학을 전공하지 않는 사람들을 위한 보충과정으로 주로 1년 정도 들어야 한다. 들어야 하는 과목은 학부 전공에 따라 다를 수 있다. 한국에서 언어병리를 전공했다고 해도 인정받지 못하는 과목이 있을 수 있어서 이 과정을 듣는 경우가 많다.

나도 미국을 여행하는 6개월 동안 캘리포니아주립대 로스앤젤레스 캠퍼스에서 석사 전 프로그램의 한 수업을 청강했다. 정식 청강은 아니었고 무작정 집에서 가장 가까운 대학에 버스를 타고 가서 수업에 몰래 숨어들었다. 그렇게 몇 번 들었더니 교수님이 눈치챈 듯하여 찾아가 청강을 허락받았다. 그 교수님은 내가 타 학과 학생인 줄 알고 허락해주신 듯하다. 굳이 내가 이 학교 학생이 아니라는 말을 하지 않아서 수업을 두 달이나 들을 수 있었다. 석사 전이라서 사실 수업 내용을 다 이해한 것은 아니었지만 확신에 찬 눈빛으로 차분하게, 동시에 열정적으로 강의하던 교수님의 멋진 모습이 아직도 기억에 선하다.

두 달이나 수업을 듣다 보니 언어병리학의 길을 가고자 하는 학생들과도 잠시 대화를 나눌 기회가 있었다. 그중에서도 UCLA에서 언어학과를 졸업한 한 학생이 기억에 남는다. 그녀는 CSLA에서 언어병리학 석사 과정을 하기 위해 이 수업을 듣고 있었다. 한국으로 따지면 서울대, 연고대에서 학부 과정을 한 사람이 지방의 작은 대학에 가서 석사를 하는 경우는 잘 없어서 의아했다. UCLA면 꽤 명문인데 왜 이런 작은 학교에서 언어병리학을 공부하려고 하는지를 물었다. 그녀는 아무리 좋은 학교가 있다고 해도 비행기를 타고 다른 주까지 가서 수업을 듣는다는 건 시간 낭비이고, 게다가 미국 사람들은 졸업한 학교가 어디인지 크게 신경 안 쓴다고 대답해주었다.

물론 미국에서도 학벌은 중요하다. 하지만 그건 아주 몇 프로의 상위 그룹에서나 통용되는 일일 것이다. 우리나라처럼 모든 사람이 학벌을 중요시하는 사회는 아니다. 그보다는 개인의 실력을 더 우선시한다는 인상을 다시 한번 받았다.

유학을 염두에 두면서 특정 분야를 더 세부적으로 공부해보고자 한다면, 자신이 연구하고자 하는 분야에서 저명한 교수들이 있는 대학에서 지도받을 방법을 찾아보는 것이 가장 좋다. 또한 교수마다 외국인 학생을 받는 것에 대해 긍정적인 이들도 있고 부정적인 이들도 있어서 한 군데에서 거절당했다고 해서 쉽게 포기하지 말고 외국인 학생을 받아주고 지도해줄 교수를 찾아야 한다.

내가 학점을 따기 위해 온라인으로 수업을 들었던 노던아이오와대(University of Northern IOWA)의 음운학 교수님은 메일로 질문을 보낼 때마다 미국에 꼭 올 수 있을 거라며 적극적으로 격려해주셨다. 나의 공부를 돕기 위해 책과 CD를 사비까지 들여 한국으로 보내주셔서 나도 답례로 한국의 김 세트를 보내드린 적이 있다.

미국 대학에서 석사 과정을 하는 경우에도 졸업 후 미국에 남아서 일하고 싶다면 H1 비자를 신청하고 미국언어재활사 자격증을 따야 한다. 이제부터 취업비자로 미국에 가는 방법과 비자를 받고 취업하는 과정, 자격증을 따는 과정을 알아보겠다.

유학 없이 취업비자로 미국 가기

외국 유학을 가지 않고도 바로 미국에서 일하는 방법이 있다. 내가 택한 것도 이 방법이었는데 한국인 물리치료사들이 미국에 진출하는 과정과 비슷하다. 두바이에서 같이 일하던 한국인 물리치료사들도 미국에 진출하기 전의 중간 단계로 두바이 근무를 활용했다.

언어재활사도 같은 방법이 가능한데, 바로 한국 학제를 인정받아 미국 언어재활사 자격증 시험을 보는 것이다. 이 과정은 정말 복잡하고 시간이 오래 걸리는 일이다. 나 역시 2년이란 기다림 끝에 결국 떨어졌으니 말이다.

▌언어재활사 보드 규정 확인하기

먼저 자신이 가고자 하는 미국 주의 언어재활사 보드(Speech and

Language Pathologist Board)에서 외국인이 자격증을 받을 수 있는 규정을 확인해야 한다. 모든 주에 외국인 시험 규정이 있지만 현실적으로 캐나다, 영국 등 영어권 국가의 외국인이 아니면 현재로선 캘리포니아주 외에는 진출이 불가능하다.

지금부터 내가 시도했던 2018~2019년의 캘리포니아주 정부 보드의 내용을 바탕으로 과정을 살펴보려고 한다. 단, 보드 시험은 시기별로 변할 수 있기에 최신 정보는 관련 사이트*에서 직접 확인하는 것이 좋다.

▍자격 요건 확인하기

미국 주의 언어재활사 보드에서 자격을 얻기 위해서는 한국에서 석사 이상의 학력을 갖춰야 한다. 미국에서는 학부 졸업만으로는 언어재활사로 일할 수 없다. 따라서 학부를 졸업한 사람은 유학이 아니면 미국에 갈 수 없다.

한국에서 석사 과정 이상을 수료했다면 관련한 졸업증서, 실습확인서 등을 보드에서 인정하는 성적평가기관(Curse Evaluation Institution)에 보내 평가받아야 한다. 성적평가기관은 보드 사이트에 있는 기관 중에 하나를 선택하면 된다. 보드 신청서와 함께 평가서를 보내면 보드에서 바로 학력이 인정되는지 아니면 미국 학제를 인정받기 위한 보충과목

* https://www.speechandhearing.ca.gov

이 필요한지를 알려준다. 보드에 이 서류를 제출하고 답변을 받기까지 6개월 이상 걸린다. 여기뿐 아니라 주 정부와 비자 처리 기관까지, 미국의 행정 처리는 한국과 비교하면 속이 터져 죽을 만큼 느리다.

나는 성적평가기관에서 미국 자격증을 받기 위해 5개의 보충과목이 필요하다는 답변을 받았다. 언어병리 기초과목은 '생물(Biology)', '화학(Chemistry)', '음운학(Phonetics)'이었고, 전공과목은 '자폐스펙트럼(Autism Spectrum)'과 '삼킴장애(Swallowing Disorders)'였다.

▌자격 요건 갖추기

한국에는 언어병리학 전공을 한 가지씩 들을 수 있는 제도가 없다. 따라서 보충과목을 듣기 위해 한국 전역에 있는 모든 대학원에 이메일을 보냈지만 전부 거절당했다. 어쩔 수 없이 미국의 온라인 과정을 뒤졌다. 몇 개월의 검색 끝에 화학은 미국에서 검정고시처럼 시험으로 점수를 인정받는 과정을 찾았고, 음운학은 노던아이오와대, 자폐스펙트럼은 위스콘신대의 온라인 과정을 외국 석사 졸업생 과정으로 들을 수 있었다. 생물 과목은 학부 때 들은 교양과목 중 '건강과 약'으로 인정해 달라고 미국 보드에 요청해서 다행히 승인을 받았다. 이런 정보가 어딘가에 일목요연하게 정리되어 있는 게 아니다 보니 이 과정들을 알아내기 위해 300곳이 넘는 미국 대학에 이메일을 보냈다.

이미 찾은 과목들을 들으면서 한편으로는 삼킴장애 과목에 대해 알아보았다. 하지만 미국에서 삼킴장애를 온라인으로 서비스하는 학교는 찾을 수 없었다. 이미 4과목을 수료했기 때문에 여기에서 포기할 수

도 없는 노릇. 이제는 영국, 호주, 뉴질랜드 등 영어권 학제가 있는 국
가에 메일을 보내기 시작했다. 몇 달 만에 뉴질랜드의 오클랜드대학교
(Auckland University)에서 온라인으로 된 한 학기짜리 삼킴장애 과정을 찾아
냈다. 아마 한국에서 학제를 거친 사람들은 모두 나와 비슷한 보충과목
을 안내받을 것이기에 필요한 경우 이 학교들을 알아보면 좋을 것 같다.

신청서를 보내고 4과목을 공부할 수 있는 학교를 찾아내기까지 1년
이 걸렸다. 뒤에서 언급하겠지만, 이때 나는 1인 언어치료실을 오픈한
상태였다. 낮에는 일하고 밤에는 미국에 메일을 보내거나, 시차 때문에
새벽 3~4시에 일어나 미국에 문의 전화를 해야 했다. 그로 인해 1년
동안 대부분의 인간관계가 끊어졌고, 한국에서 살지만 나 혼자 미국에
와 있는 기분이었다.

막상 온라인 과목 4개를 듣기 시작하니 상황은 더 힘들어졌다. 아무
리 이미 배운 과목이라곤 하지만 영어로 녹화된 수업 자료를 듣고 혼자
리포트 쓰며 중간고사, 기말고사까지 보면서 일한다는 게 쉽진 않았다.
사실 이 정도 수업 양이면 석사 기준으로 한 학기 수업의 3분의 2 정도
라서 여간 힘든 게 아니었다. 1인 치료실을 병행하면서 때로는 스트레
스로 우울감이 찾아왔다.

한편으로는 수업을 듣는 것이 즐겁기도 했다. 언제나 유학을 꿈꾸던
나는 온라인으로라도 외국 수업을 들을 수 있어서 좋았다. 모르는 게
있을 때마다 교수님께 이메일을 보내서 자세한 설명도 들을 수 있었다.
이렇게 해서 유학의 꿈을 이룰 수도 있다는 희망에 부풀었다. 석사 과

정에서 자세히 배우지 못한 부분을 공부한다는 즐거움도 컸다. 그중에서도 자폐스펙트럼에 대한 강의는 현재 하고 있는 치료에도 많은 도움이 되었다.

다만 뉴질랜드 대학에서 듣는 삼킴장애 과목은 한 학기 등록금이 무려 400만 원에 달해서 이 돈을 쓰는 게 의미가 있을지를 망설이게 했다. 중간고사, 기말고사도 모두 서술 시험이다 보니 영어 실력이 부족한 나는 기말고사 점수를 고작 30점 받아 F 학점이 나올 뻔했지만 다행히 에세이 숙제로 간신히 C+를 받았다. 내심 온라인 수업이니 학교에서도 대충하겠지 했던 생각은 오산이었다.

이 자격 요건을 갖추기까지, 수업을 들으면서 계속 알아보았기 때문에 총 1년 반이 소요되었다. 다음부터는 유학을 한 사람이나 나처럼 학력 인정을 받은 사람 모두가 공통적으로 해야 할 과정이다.

▌임시자격증 자격 갖추고 비자 서류 내기

1년 반 동안 보충과목을 다 듣고 보드에서 학제 인정을 받았다. 일단 학제를 인정받으면 캘리포니아 보드에서 임시자격증을 받을 수 있는 '자격'을 준다. 임시자격증을 받는 것은 비자를 받고 미국에 들어간 후이기 때문에 이때는 임시자격증을 받을 수 있는 자격만 부여받는 것이다.

임시자격증을 가지고 미국에 취업해서 1년 정도를 현지 언어재활사에게 슈퍼바이징을 받고, 그 과정이 끝나 미국에서 언어재활사 필기시험을 보고 통과했을 때 비로소 정식 자격증을 받게 된다. 이 자격증은 캘리포니아주에서만 통용이 되므로 주를 옮길 때마다 자격증을 새로 받아야 한다.

이쯤에서 보드의 임시자격증을 받을 수 있는 자격만 가지고 어떻게 취업을 하며, 또 어떻게 슈퍼바이징을 받을 수 있을지에 대한 궁금증이 생길 것이다. 이 과정은 의외로 간단하다. 이미 인도에서 많은 언어재활사가 미국에 와 있었기 때문에 이들을 파견하는 용역회사에 지원하면 된다. 용역회사가 비자를 받을 때 필요한 절차는 물론, 미국에 오는 즉시 일할 직장과 슈퍼바이저까지 제공해준다. 한국인인 나를 과연 취업시켜 줄까 하는 의구심이 들었지만 메일을 통해 서류를 제출한 후 바로 합격했다.

이렇게 합격이 간단한 이유는 비자 문제 때문이다. 미국의 취업비자는 여러 종류가 있는데, 보건 관련 업종은 H1 비자를 받게 된다. 그런데 이 비자를 받는다는 게 하늘의 별 따기에 가깝다. 먼저 비자스크리닝이라고 해서 보건분야 직종의 사람들이 비자를 받기 전에 미국 정부기관으로부터 외국 학제를 다시 한번 검증받고 인정받는 과정을 겪는다. 캘리포니아 보드에 냈던 것처럼 성적증명서, 실습증명서, 보드승인서 그리고 영어성적표 등을 내야 한다. 간호사, 의사, 그리고 나와 같은 의료전문가(Allied Health) 직종 모두에 해당된다.

비자스크리닝 과정에 대한 정보는 한국 물리치료사 카페나 간호사 카페에서 자세하게 얻을 수 있다. 비자스크리닝에 제출할 영어성적표란 IELTS 또는 TOEFL의 시험성적표이며 고득점이 요구된다. 나는 IELTS로 시험을 봤는데 8점이 만점인 시험에서 전체 과목 총점이 7점 이상, Speaking 과목 점수도 7점 이상이 요구됐다.

세 번의 시험 끝에 원하는 점수를 받고 비자스크리닝에 통과하면 H1 비자 서류를 낼 수 있는데, 이는 1년에 5만 명에게만 발행해주는 비자이다. 미국에서 일하고 싶은 취업자는 넘쳐나고 비자는 쿼터제*로 운영되므로 결국 비자를 받을 수 있는 자격은 복권(Lottery)처럼 추첨으로 결정된다. 용역회사로서도 실력순으로 인력을 뽑아봐야 비자를 못 받으면 미국에 올 수 없다 보니 비자를 받으면 무조건 고용할 수밖에 없다. 그만큼 미국의 언어재활사는 처우도 좋지만 인력도 많이 부족해서 취업에는 전혀 문제가 없다.

나는 이 모든 과정을 간신히 마치고 마침내 비자 서류를 넣었다.

▍비자 추첨 기다리기

추첨을 앞두고 진지하게 기도했다. 이것만 통과되면 2년 넘게 쏟아부었던 시간과 돈과 무엇보다 내 삶을 보상받을 수 있었다. 그러나 추첨을 기다리는 것도 정말로 속 터지는 일이었다. 보통은 추첨 당일에 인터넷 같은 곳에서 결과를 확인할 수 있는 시스템일 것으로 생각하겠

---

* 연간 5만 개로 보건인력 분야의 비자 수를 제한해서 운영함.

지만, 놀랍게도 추첨 결과는 각자가 고용된 회사로 우편 발송된다. 우편이 언제 올지도 모르고 심지어는 안 오기도 한다. 우편이 도착하기까지 최장 두 달이 걸린다. 떨어진 사람에게는 별도의 연락도 오지 않아서 두세 달 동안 아무런 연락이 없으면 내가 떨어졌나 보다 하고 생각해야 한다.

미국에서 결과를 기다리던 어떤 사람은 연락이 없어서 떨어진 줄 알고 미국을 떠나려고 짐을 다 쌌더니 그제야 추첨이 됐다는 회사의 연락을 받았다고 한다. 인터넷으로 3초면 결과를 확인할 수 있는 한국에 비해 미국의 제도는 매우 원시적인 느낌이었다. 미국 현지 유학생들도 비자스크리닝과 H1 비자 추첨을 거쳐야 미국에서 일할 수 있다. 따라서 언어병리학을 공부하러 유학을 간다고 해도 이 원시적이고 피 말리는 과정은 피할 수 없다.

나는 내 비자가 뽑혔다는 회사의 연락이 오기만을 기다렸다. 나는 어차피 한국에 있으니 내 할 일 하면서 기다리면 되지만, 미국 유학생들은 추첨 결과에 따라 30일 이내에 미국을 떠나야 해서 더 혹독한 과정일 것이다. 미국에서 일하는 한국인들의 커뮤니티, Working USA 사이트에서 비자 추첨 결과도 서로 공유하는데, 나는 매일 어느 주에 사는 누군가가 추첨이 됐다는 글을 읽으면서 내 순서를 기다렸다.

두 달이 다 지나가도록 내 비자의 추첨 소식은 오지 않았다. 추첨에서 떨어진 것이다. 용역회사는 내년에 다시 도전하라는 말을 전했다. 5년씩 기다리는 사람도 있는데 1년이야 짧다면서. 1년을 더 기다리라고? 곧 미국에 갈 수 있을 줄 알고 정식으로 개원하지 않고 방 하나를 빌려서 1인 치료실을 하고 있었는데, 이 생활을 1년 더 하라니. 하지만 이제 다 온 거나 마찬가지인데 여기서 그만둔다는 것도 쉽사리 할 수 있는 결정은 아니었다. 이미 보충과목들의 등록금과 영어시험 그리고 미국에 보낸 서류들의 수수료 및 우편료로 천만 원 이상을 쏟아부었기 때문이다.

1년을 기다렸다가 다시 추첨에 도전했다. 그리고 다시 두 달이 지나도록 메일은 오지 않았다.

'여기까지다.'

가지도 못할 회사와 작성한 연봉계약서를 파쇄하면서 나는 그렇게 미국 진출을 포기했다. 1년을 또 기다릴 자신이 없었다. 기다려서 된다는 보장도 없고, 그렇게 간다고 해도 슈퍼바이징을 받는 1년이란 기간과 미국에서 정식 자격증 시험을 보는 시간도 감당해야 했다. 한국에서 지내며 점점 떨어지는 영어 실력, 그리고 점점 더 먹어가는 나이…. 더는 버틸 자신이 없었다.

이 글을 읽고 미국 진출에 도전할 누군가를 위해 참고로 한 가지만 더 적어보겠다. 미국에서 일하려면 보드 자격증과는 별개로 미국언어재활사협회인 ASHA의 자격증을 또 따야 한다. 보통 두 가지 자격증이 다 있어야 언어재활사로 일할 수 있다. 캘리포니아주만은 보드 자격증만 있어도 일할 수 있다는 것이 용역회사 측의 입장이었지만 취업지는 조금 제한적일 수밖에 없기 때문이다. ASHA는 실습시간 인정 기준이 보드보다 까다롭기 때문에 나는 ASHA에서는 실습시간을 인정받지 못했다.

▌ 정식 자격증 받기

비자 추첨을 받은 이후의 과정은 나도 설명으로만 들은 것이지만, 몇 달 안에 미국으로 들어가야 한다고 알고 있다. 그 이후로는 취업한 용역회사와 연결된 병원 혹은 학교에 파견돼서 임시자격증을 발급받고 1년간 일하게 된다. 이 기간에는 담당 슈퍼바이저가 있어야 하는데, 용역회사에서 슈퍼바이저까지 다 매칭해줘서 그런 어려움은 없다고 들었다.

1년간의 수련이 끝나면 언어재활사 보드 시험을 볼 수 있는 자격이 주어진다. 이 보드에서 합격하면 비로소 주 정부가 주는 자격증을 받게 된다. 주 정부의 자격증을 받으면 ASHA에서 주는 협회 자격증을 또다시 신청해야 하는데, 처음 보드에서 성적을 인정받았던 것과 같은 서류를 내야 한다. 보드 자격증은 학교에서 받은 실습이 영어로 진행되지 않아도 인정해주지만 협회 자격증을 받기 위해서는 반드시 영어로 진행된 실습을 학교 때 해야 한다. 나는 이 규정 때문에 아마도 비자를 받았어도 협회 자격증은 받지 못했을 것으로 안다.

하지만 현재 캘리포니아는 협회 자격증이 필수가 아니라서 일하는 데는 크게 지장이 없다. 혹여 문제가 된다면 현지에 가서 석사나 박사 과정을 통해 실습할 방법을 찾아서 협회 자격증을 받을 계획이었다.

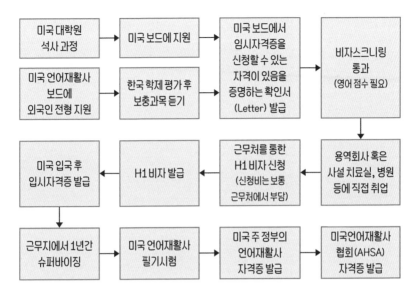

미국 대학원 석사 과정	→	미국 보드에 지원	→	미국 보드에서 임시자격증을 신청할 수 있는 자격이 있음을 증명하는 확인서 (Letter) 발급	→	비자스크리닝 통과 (영어 점수 필요)
미국 언어재활사 보드에 외국인 전형 지원	→	한국 학제 평가 후 보충과목 듣기	→			

미국 입국 후 입시자격증 발급	←	H1 비자 발급	←	근무처를 통한 H1 비자 신청 (신청비는 보통 근무처에서 부담)	←	용역회사 혹은 사설 치료실, 병원 등에 직접 취업

근무지에서 1년간 슈퍼바이징	→	미국 언어재활사 필기시험	→	미국 주 정부의 언어재활사 자격증 발급	→	미국언어재활사 협회(AHSA) 자격증 발급

표 5. 미국 언어재활사 자격증 발급 과정

협회 자격증을 따면 이제 미국 어디에서든 일할 수 있는 자격을 갖게 된다.

+ + +

미국 진출 계획을 완전히 포기한 이후, 1년 동안 미국과 관련된 건 영화도 보지 않았다. 살면서 항상 좋은 결과만 얻었던 건 아니지만 많은 것을 투자한 만큼 당시의 실패는 나에게 큰 쓰라림을 안겼다. 그렇게 나는 한국에 남게 되었다.

글로 쓰면서도 숨이 찰 만큼 복잡하고 힘든 과정이었고, 다시 하라면 못 할 것 같다는 생각이 든다. 하지만 요즘 한국에서의 상황이 복잡하다 보니 미국에 진출하기를 꿈꾸던 그 시절이 그리워지기도 한다. 누군가 이 책을 보고 도전해서 좋은 소식을 전해주길 바란다. 나의 그 시간이 누군가의 성공에 밑거름이 된다면 그것도 의미가 있을 것 같다.

SPEECH & LANGUAGE
PATHOLOGIST

(제4장)

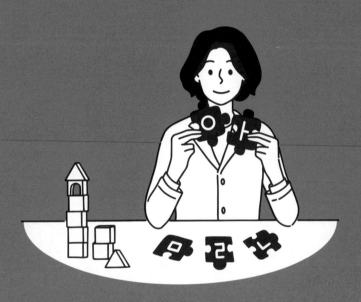

유튜브와
코로나19,

그리고
한국 언어치료의 변화

내가 1인 미디어를
시작한 이유

내가 언어치료의 세계를 소개하는 1인 미디어를 꿈꾸기 시작한 건 꽤 오래된 일이다. 우리나라에선 최근 7~8년 사이에 유튜브가 크게 유행하고 있지만 미국에서는 10년도 전부터 유튜브 붐이 일었다. 유튜브에 올린 영상 덕분에 홈리스로 살아가던 남자가 아나운서가 되기도 하고, 길거리에서 구걸하던 사람이 유명 가수가 되는 기적이 일어났다. 아무도 모르게 살아가던 사람들의 인생이 하루아침에 바뀌는 기적.

나도 해외에 있을 때 외국인 친구들이 유튜브에 빠져 있는 모습을 일찍부터 접하며 자연스럽게 유튜브를 보게 되었다. 유튜브에는 해외 언어치료에 대한 정보도 적지 않았다. 그전에도 해외 사이트를 통해 언어치료 정보를 찾곤 했지만, 직접 언어치료를 하는 모습을 촬영한 영상들은 좀처럼 접하기 어려웠다.

　반면 미국과 영국의 언어재활사들이 운영하는 개인 유튜브나 큰 언어치료기관의 유튜브에서는 짧게나마 치료하는 장면들을 보여주기도 하고, 아이들 치료에 장난감을 활용하는 방법도 소개하고 있었다. 각 영역의 자세한 치료법을 책으로만 공부해야 했던 나는 이런 영상들에서 많은 도움을 받았다.

　유튜브로 외국의 언어치료 장면을 보면서 가장 신기하게 느껴졌던 점은 아주 오래된 영상이기는 해도 치료받는 아이들의 얼굴이 공개되어 있다는 점이었다. 언어치료가 대중적으로 알려지지 않고 모든 게 비공개로만 이루어졌던 당시 한국의 언어치료 현장과는 그 분위기가 사뭇 달라 보였다. 기회가 된다면 나도 이런 채널을 운영하면서 일반인들에게 언어치료를 소개하고 싶다는 열망을 품게 되었다.

유튜브 시작을 망설이던 시기

　이 책의 서두에서부터 나는 한국의 열악한 언어치료의 실정을 계속해서 토로해왔지만, 한국 언어재활사들 스스로가 이 분야를 알리고 변화시키기 위한 노력을 크게 해오지 않은 것도 사실이다. 세상이 바뀌기를 기다리기만 하는 것이 아니라 우리가 먼저 세상에 언어치료를 알리려는 열정이 필요하다는 게 내 생각이었다.

2000년대 들어 공중파 TV의 육아 프로그램에서 언어치료가 종종 소개되면서 조금이나마 한국 대중들의 인식을 바꿔주고 있다. 그만큼 미디어는 큰 힘을 가지고 있다. 그런 의미에서 유튜브는 대중에게 언어치료를 알릴 수 있는 최적의 방법으로 보였다. 누구나 자신의 콘텐츠를 공유할 수 있는 1인 미디어 시대가, 어쩌면 언어치료 같은 덜 대중적인 분야의 종사자들에게도 기회를 열어줄 수 있겠다고 생각했다.

이런저런 생각을 하면서도 내가 선뜻 유튜브를 시작하지 못했던 데에는 나름의 이유가 있었다. 유튜브를 시작한다면 나 혼자서 언어치료 이론을 설명하는 방식보다는 외국 치료사들처럼 치료 장면을 꼭 넣어서 언어치료라는 것이 무엇인지를 보여주고 싶었던 것이다. 언어치료가 대중에게는 너무도 생소한 나머지 말로만 설명해서는 충분히 이해하기 어려울 것 같았다.

나중에서야 이런 내 생각이 틀렸다는 것을 알았다. 내가 망설이는 사이에 몇 명의 언어재활사가 유튜브를 시작했는데, 그 채널의 영상들에는 치료 장면이 전혀 들어가지 않았는데도 꽤나 인기를 끌었다. 언어치료 콘텐츠가 전무했던 한국에서, 언어치료를 소개하는 유튜브 채널의 존재 자체가 대중들에게는 반가운 일이었던 것이다.

지금은 젊은 언어재활사 선생님들의 도전으로 언어치료 관련 유튜브 채널이 10곳 넘게 생겼다. 그럼에도 나는 치료 장면을 찍을 수 있게 되었을 때 유튜브를 시작하겠다고 고집했다. 바로 이것이 내가 유튜브를 시작하지 못한 가장 큰 이유였다. 아이가 언어치료를 받는 것을 주변 사람에게 알리기도 꺼리는 부모님들이, 내가 치료하는 장면을 찍겠다고 했을 때 쉽게 허락해줄 리가 없다고만 생각했다.

이런 생각 때문에 누군가에게 출연해달라고 요청하지도 못하고 시간만 흘렀다.

선뜻 출연을 허락해주신 부모님들

이 고민은 전혀 생각지도 못한 곳에서 해결되었다. 미국 진출을 준비하던 무렵, 나는 한 병원의 신경정신과 안에 방을 하나 빌려 1인 언어치료실을 시작했다. 그 병원에 방문하는 아이들이 와서 언어치료를 받기도 했고, 내가 따로 만든 홈페이지를 보고 찾아오기도 했다. 그렇게 미국으로 떠날 준비를 하면서 2년 넘게 일하다 보니 꽤 고정적인 고객층이 생겼다. 미국 진출을 포기하고 난 후에 본격적으로 치료실을 확장하면서는 유튜브에 대한 생각도 좀 더 진지해졌다.

그러던 중, 하루는 치료실에 오신 한 어머니와 이러한 대화를 나누게 되었다. 평소 내가 치료에 대해 늘어놓는 사설을 진지하게 들어주시던 분이었는데, 역시나 내 이야기를 듣고는 꼭 도전해보라며 격려해주셨다.

"그런데 찍을 아이가 없어요."

나의 이 말에 어머니는 뜻밖에도 이렇게 말씀하셨다.

"저희 아이를 찍으세요."

어머니의 이 말은 이후 내 삶과 일을 변화시켰고, 오늘날 내가 이 글을 쓰게 만들어줬다. 어쩌면 앞으로 10년, 20년 후 내 삶이 변화할 계기가 될지도 모른다. 아이 얼굴도 공개할 수 있게 흔쾌히 허락해주셔서 더욱 생동감 넘치는 영상을 만들 수 있었다.

이렇게 유튜브를 처음 시작하자, 평소 나의 치료에 호의적이었던 다른 어머니 몇 분도 촬영을 허락해주셨다. 내 유튜브 채널은 그렇게 치료 장면이 담긴 영상들로 채워질 수 있었다. 이런 호의는 현재 나의 치료실에 다니는 아이들의 부모님들로까지 이어지고 있다.

지금까지도 내 채널처럼 많은 치료 장면이 들어간 언어치료 유튜브 채널은 없다. 그만큼 부모님들의 호의가 얼마나 대단한 것인지 모른다. 이 글을 빌어서 현재까지 내가 치료 장면을 영상으로 찍고 올릴 수 있게 도와주셨던 부모님들 그리고 첫 스타트를 끊어주셨던 어머님께 특별히 감사드린다. 그분이 아니었다면 다른 부모님들도 쉽게 용기를 내진 못했을 것이다.

언어치료를 받는다는 것이 더는 숨길 일이 아니라 공감받고 함께하는 일이 되었으면 하는 마음에서, 이 일이 더 이상 방 안에서 치료사 혼자만이 하는 일이 아니기를 바라는 마음에서 진심으로 감사드린다.

내가 시작하는 작은 변화

인터넷은 정보의 바다이기도 하고, 수많은 사람이 자신만의 이야기를 할 수 있는 열린 장이기도 하다. 이제는 누구라도 인터넷이라는 광장에서 불특정 다수를 상대로 자기 의견과 생각을 말할 수 있고 또 공감하는 사람들과 대화의 장을 만들 수도 있다. 이런 흐름은 힘없는 소수나 나와 같이 대중적으로 주목받지 못한 분야에 몸담은 사람들에게도 기회를 열어주었다. 주류 매체에서 다루고 있지 않은 것들에 대해 이야기할 기회.

언어치료에 대한 내 생각을 열린 장에서 외쳐보고 싶었다. 한편으로는 자칫 비판의 대상이 될까 봐 두렵기도 했지만, 10년이 훌쩍 넘은 경력이면 이 일에 대해 조금은 말해도 될 것 같았다. 그 작은 목소리가 내가 몸담은 이곳을 조금이라도 변화시킬 수도 있지 않을까?

물론, 내 영상들로 이 나라 전체를 바꿀 수는 없을 것이다. 하지만 적어도 내 영상을 보는 몇 명의 인식이라도 바꿀 수 있다면 의미가 있을 것 같았다. 이런 작은 변화들이 10년, 20년씩 쌓이다 보면 적어도 100년 후에는 이 사회가 좀 더 나은 방향으로 변하지 않을까 생각했다.

내 유튜브 채널은 아직도 적은 수의 사람들과 소통하는 작은 공간에 불과하지만, 그렇게 열린 광장에서 외친 나의 이야기가 시간이 지나면서 사람들에게 공감을 얻고 또 응원받기 시작했다.

치료실의 작은 울타리를
넘어서

유튜브를 시작하기까지 망설이는 시간은 길었지만, 한번 시작하자 그다음부터는 큰 어려움 없이 채널을 운영해나갈 수 있었다. '어떤 영상을 만들어야 할까?'에 대한 고민도 크지 않았다. 예전부터 만들고 싶은 영상 주제를 20개 남짓 정해놓았고, 구체적인 내용까지도 기획을 해둔 상태였다. 이 주제들은 내가 10년 넘게 언어치료를 해오는 동안 이 업계에서 만났던 동료 치료사들, 환자 보호자들, 심지어 내 친구와 가족에게까지 무수히 반복해서 말했던 것들이다.

즉, 언어치료의 본질은 무엇인지, 치료를 일찍 시작하는 것만으로도 아이들의 삶이 어떻게 바뀔 수 있는지, 언어치료가 늦어졌을 때 어떤 결과가 나타나는지, 같은 시기에 치료를 시작해도 치료법에 따라 얼마나 다른 결과가 나올 수 있는지, 언어재활사가 왜 언어치료의 기법 등과 같은 이론에 충실해야 하는지와 같은 것들이었다. 어찌 보면 너무도 기본적인 주제들이지만 어디에도 정리되어 있지 않았고, 치료 현장에서 종종 간과되기도 하기에 자세히 다룰 필요성을 느꼈다.

내가 유튜브를 시작한 지 3년이 지난 현재 구독자 수는 6,000명 정도이다. 활발히 활동하는 다른 유튜버들만큼 영상을 열심히 올리는 것은 아니지만 구독자를 몇십만, 몇백만 명씩 가진 채널들에 비하면 내 채널은 정말 작고, 수익도 많아야 한 달에 3만 원이 조금 넘는 정도다. 아무래도 대중적으로 관심 있는 주제가 아니다 보니 앞으로도 대형 유튜브 채널이 되기는 어렵다고 생각한다. 그럼에도 유튜브는 내게 경제적 가치로 설명할 수 없는 많은 기회를 주었다.

지역 치료실의 한계를 넘다

유튜브라는 세계에 대한 신기함과 그에 비해 초라한 나의 성적에 다소 의기소침해질 때쯤, 내 영상에 어떤 댓글이 달렸다. 아이의 치료 때문에 우리 치료실에 찾아오고 싶다는 내용의 글이었다.

사실 나는 유튜브를 통해서 누군가가 나를 찾아올 것이라고는 생각하지 못했다. 그도 그럴 것이 내 치료실은 유명한 기관이 아닌, 인천에 있는 작은 동네 치료실에 불과했으니까. 유튜브를 보고 서울에서 나를 찾아오겠다니 기분이 좋으면서도 동시에 겁이 나기도 했다.

세브란스 같은 큰 병원에서 일할 때는 사람들이 병원의 언어평가를 받기 위해 전국에서 첫차를 타고 찾아오는 일을 흔하게 보았다. 그분들이 찾아오는 이유는 나라는 치료사의 능력이 아니라 세브란스라는 큰 기관에 대한 신뢰 때문이었다.

반면 현재 작은 치료실을 운영하는 나를 찾아온다는 것은 100% 내 치료에 대한 기대 때문일 텐데, 괜히 실망만 하고 돌아가는 것은 아닐까 하는 두려운 마음이 앞섰다. 게다가 찾아오는 보호자의 아이는 유명한 기관들을 두루 다니며 치료를 잘 받아왔고, 덕분에 자폐 진단을 받았음에도 거의 정상 아동에 가까운 의사소통 능력을 보였다. 이런 고기능에 해당하는 자폐 아동*을 치료해본 적이 없었기에 '내게 뭘 기대하고 이곳까지 찾아오겠다는 걸까?' 하는 의구심까지 들었다.

첫 번째 상담을 마치고, 그분은 먼 거리임에도 내게 매주 한 번씩 치료하러 오기로 선뜻 결정하셨다. 아이는 1년 반 정도 치료하면서 많은 호전을 보인 덕분에 현재는 언어치료를 하고 있지 않지만, 보호자분과는 지금까지도 서로의 안부를 주고받는 좋은 인연이 되었다.

그렇게 찾아온 첫 고객을 시작으로 유튜브를 통해 인천뿐 아니라 서울, 김포, 세종 등 다양한 지역에서 환자들이 찾아왔다. 나를 찾아온 아이들은 주로 지역 치료실을 운영하면서는 잘 접하기 어려운 사회적 의사소통지연(Social Communication Disorders)이나 말실행증(Children of Apraxia)

---

* 언어능력이 거의 정상에 가깝지만 상호작용 면에서 어려움을 보이는 아동을 말한다.

같은 증상을 가진 아이들이었다. 덕분에 이 분야에 대해 깊이 있게 연구하고 치료할 수 있는 기회가 생겼다. 찾아오지 않더라도 나에게 댓글을 달아주거나, 이메일을 보내시는 분들, 말없이 '좋아요' 버튼을 눌러주시는 사람들이 늘어나면서 인천의 작은 동네에 한정되던 내 치료실의 환자는 수도권을 벗어나 여러 지역으로 확대되기 시작했다.

사실 영상에서 보여준 내 치료법 중에 특이한 것은 하나도 없다. 앞서도 말했듯이 언어재활사로 일하면서 줄곧 사람들에게 말해왔던 언어치료의 본질, 좋은 치료를 위해 알아야 할 주요 이론들을 영상으로 정리해놓았을 뿐이다.

이 교과서적인 내용들이 실제 치료 현장에서는 잘 지켜지지 않곤 한다. 나를 찾아오는 분들은 이런 이유로 오신 것이다. 놀랍게도 부모님들 대부분은 아이가 치료받는 2~3년 동안 한 번도 아이의 치료 장면을 본 적 없었고, 현재 어떤 목표를 가지고 치료하는지 치료사로부터 제대로 된 설명을 듣지도 못했다고 하셨다. 내 유튜브에 있는 언어치료 이론과 그 본질에 대한 내용 또한 처음 들어보셨다고 했다.

나보다 더 열심히 가르치고 제대로 된 이론에 따라 치료하는 언어재활사들이 훨씬 많다. 하지만 언어치료라는 것이 워낙 비공개적이고 치료사로부터 일정 기간 치료를 받아보기 전에는 어떤 방식으로 이뤄지는지 알 수가 없어서, 나처럼 공개적으로 유튜브를 하지 않는 이상 어떤 치료사가 어떤 방식으로 치료하는지 일일이 알 방법이 없다. 부모님들은 막연하게 큰 기관을 찾아가거나 이미 치료를 받아본 누군가에게서 알음알음 소개받는 식으로 치료사를 찾는 것이 보통이다.

유튜브를 하면서 열심히 일하는 치료사들이 자신을 알리고, 또 자기 목소리를 낼 수 있는 다양한 루트가 필요하다는 생각이 다시 한번 절실해졌다.

유튜브를 시작하고 1년 후의 변화

유튜브 구독자 수가 늘면서 어느새 언어재활사들도 내 채널을 구독하기 시작했다. 유튜브를 처음 기획했을 때도 내 채널이 공감의 장이 되어 치료사들과 의견을 나누고 교류할 수 있는 곳이 되기를 바라는 마음이 있었다. 아직은 그리 심화된 내용을 다루고 있지 않아서 몇 년 뒤에나 그런 일이 가능할 줄 알았다.

그런데 의외였다. 기본적인 내용을 다룬 영상에도 치료사들이 긍정적인 댓글을 올려주었고, 새내기 치료사들이 공부하기 위해 내 채널을 구독하기도 했다. 자연스럽게 내 채널은 치료사들이 의견을 나누는 공간의 역할도 조금씩 하게 되었다. 그만큼 치료사들이 이런 교류에 목말라 있었던 것은 아니었을까. 이미 언특모*나 SLP's HOUSE** 같은 인터넷 커뮤니티를 통해 치료사들 간의 활발한 교류가 이뤄지고 있지만, 치료 장면을 직접 보면서 의견을 나눌 수 있다는 점은 유튜브의 또 다른

* https://cafe.naver.com/imslp
** https://cafe.naver.com/slphouse

장점이 되었다.

가끔 치료사들의 인터넷 커뮤니티에 가면, 너무 열심히 일하면서 치료에 대한 고민을 혼자 떠안고 살다가 이 일 자체를 포기하는 분들의 안타까운 사연을 읽게 된다. 치료가 끝나고도 집에 가지 못하고 다음 날 치료에 활용할 자료를 늦게까지 만드는 생활을 몇 년 하다 보면, 혹은 감정조절(emotion regulation)이 잘 되지 않고 의사소통이 미숙한 중증 장애 아동들을 치료하다가 심할 때는 아동이 치료사를 무심코 밀치고 때려서 치료사가 넘어지거나 다치는 일도 발생하는데 그런 일을 몇 번 겪고 나면 심리적으로 지치게 되는 것은 너무도 당연하다. 그렇게 일하고도 아이 보호자들에게 심한 말을 듣고 트라우마가 생겨서 결국 이 직업을 그만두는 치료사들은 어디에도 자신의 고충을 하소연할 데가 없었다.

두바이에 가기 전의 내가 딱 그랬다. 치료사로서 누구보다 열정적으로 일하고 싶었지만 현실적인 문제가 앞을 가로막았고 답답한 내 마음을 이야기할 곳도 없었다. 그래서 내 채널이 그런 치료사들에게 조금이나마 위로가 되고, 우리가 직접 만나지는 않더라도 서로 응원도 해줄 수 있는 그런 공간이 되기를 바랐다.

구독자들은 나에게 꾸준히 메일을 보내주었다. 보호자들로부터 온 치료 문의도 있었고, 치료사들로부터 온 질문 글도 있었다. 구독자들과의 소통에 익숙하지 못했던 나는 친절한 답변보다는 팩트만 잔뜩 적은 답장을 보내기도 했다. 치료사가 학교에서 배운 기본적인 질문을 할 때는 갖고 있는 책을 읽어보라고 조언한 적도 있다.

지금 생각해보면 대화의 장을 만들고자 하는 유튜버로서의 서비스 정신이 다분히 부족했던 듯하다. 가벼운 마음으로 연락했다가 나의 꼰대 같은 잔소리를 들은 사람도 많았을 것이다. 요즘은 유튜브 또한 내 일의 일부라고 생각하고 되도록 자세하게 답장을 해주는 편이다.

유튜브를 시작하고 1년 정도 지나자 해외에서도 메일이 오기 시작했다. 주로 장애 아동의 보호자들로부터 온 연락이었다. 한때 외국 진출을 꿈꿨던 나는 미국이나 영국, 호주에서 오는 연락들이 반가웠다. 미국에 갔다면 오프라인에서 만날 수도 있었을 사람이라는 생각이 들었다.

그러다가 그중 한 명이 온라인으로 내게 아이를 치료받게 하고 싶다는 제안을 했다. 처음에는 매우 얼떨떨했지만 그 제안 덕분에 코로나19가 불러온 새로운 시대에 대한 대비를 나도 모르게 하기 시작했다.

제2의 자아실현, 강의와 글쓰기

유튜브로 인한 변화는 단지 치료 자체에 그치지 않았다.

석사 졸업쯤에 나의 졸업논문을 보신 담당 교수님께서 내게 박사 과정을 하며 논문을 더 확장해 마무리하는 건 어떻겠느냐는 제안을 하신 적이 있다. 교수님으로선 그냥 지나가는 소리처럼 하신 말씀인지도 모르겠지만 예전부터 교수를 꿈꾸던 나에게는 참 설레는 말이었다.

사실 석사도 간신히 졸업한 내가 박사까지 준비할 금전적 여유는 없었다. 동기 중에는 졸업 후 박사 과정을 밟아 교수까지 된 이들도 한두 명 있다. 박봉을 받으며 이 병원, 저 병원에서 일하다 보니 그런 동기들의 삶이 부럽기도 하고 상대적으로 나의 처지가 초라하게 느껴지기도 했다. 두바이에서 돌아온 해에는 강사에 대한 미련으로 석사가 지원할 수 있는 시간강사 자리에 지원한 적도 있었다.

　그런 나에게 유튜브는 강의를 할 수 있는 길도 열어주었다. 박사 과정을 하면서 나와 함께 일하던 선생님을 통해 들어온 자리였지만 유튜브 덕이 컸다. 그렇게 나는 한 사이버 대학에서 특강을 하게 되었다. 학생들에게 각종 언어치료 케이스를 소개해주는 강의였는데, 대학 강의는 박사가 아니면 하기가 쉽지 않아서 나에게는 정말 좋은 기회였다.

　1년에 두 번씩, 지금까지 3년간을 강의하며 깨달은 점은, 가르치는 건 재미있지만 교수는 내 길이 아니라는 것이었다. 언젠가는 학교에 가서 연구하고 싶은 주제들을 정리할 생각은 있지만 나처럼 경력 많은 치료사가 현장에 남아 있는 것도 의미 있는 일로 여겨졌다. 강의하면서 알게 된 교수님들을 통해 강의 외적인 교수 업무, 즉 학교 행정이나 학생 관리에 관한 일들에 대한 어려움을 듣고 나니 지금처럼 현장에서 일하며 강의를 조금씩 병행하는 것이 나에겐 더 맞겠다는 생각도 들었다.

　유튜브가 준 기회는 또 있었다. 직업을 소개해주는 한 유튜브 채널에 출연해 언어재활사에 대해 소개하게 되었는데, 그 영상 덕분에 내 채널의 구독자가 더 늘고 언어재활사 지망생들의 구독도 늘어났다. 구독자들에게서 어떻게 언어재활사가 되는지, 학교는 어디가 좋은지 등의 각종 질문이 쏟아졌다. 이런 질문들을 받다 보니 언어재활사에 대해 정리한 내용을 엮어 책으로 내고 싶다는 생각이 들었다. 치료에 대한 나의 생각도 담아서 말이다.

몇 달 후에 이 생각과 딱 맞아떨어지는 제의를 받았다. 언어재활사라는 직업을 소개하는 책을 써보자는 출판사의 연락을 받은 것이었다. 내 유튜브를 보고 온 연락이었다. 메일을 받자마자 1분도 안 돼서 답장을 썼고, 그렇게 이 책을 쓰게 되었다. 한때 치료사를 그만둘까 하는 고민으로 방황할 때 공모전에 내려고 밤새워 이런저런 시나리오를 쓰곤 했는데 그때 갈고닦은 글쓰기 실력을 써먹을 기회가 온 것이다. 물론 막상 원고를 써보니 나의 필력으로는 생각보다 어려운 작업임을 알게 됐지만, 이 또한 내가 유튜브를 시작하지 않았으면 오지 않았을 자아실현의 기회였다.

그 밖에도 유튜브는 나에게 크고 작은 기회를 가져다주었다. 한번은 의료전문 번역가가 의학 관련 매뉴얼서를 번역하는데, 검사어 번역에 반드시 언어재활사가 함께해야 한다는 규정 때문에 나에게 번역을 의뢰하기도 했다. 언어습득에 관한 영어강의를 하는 강사로부터 자문 요청을 받기도 하고, 언어치료 관련 앱을 만드는데 의견을 듣고 싶다거나, 대학 학회지에 실을 인터뷰 기사에 나를 소개하고 싶다는 등의 연락들이 왔다. 모든 제의에 응할 수는 없지만 자칫 치료만 하며 무료해

질 수도 있는 일상에서 받게 되는 이런 뜻밖의 제의들은 소소한 활력이
되어주곤 한다.

언어재활사,
이제 적극적으로 세상과 소통할 때

언어치료뿐 아니라 인지치료, 심리치료, 놀이치료, 감각통합치료 등 대부분의 치료는 치료실이라는 공간 안에서 대상자와 치료사가 일대일로 만나 이뤄진다. 체계적으로 구성된 통일된 교육을 제공하는 공교육과는 다르게 개인적인 공간에서 일어나는 상담과 치료는 한 개인의 수준과 능력에 맞춰진다. 이런 개별 치료는 개개인을 위한 맞춤 치료를 제공할 수 있다는 장점이 있지만, 담당 치료사 외에는 이 치료의 내용과 효과를 검토하고 검증할 사람이 없다는 단점도 있다.

앞에서도 말했듯이 환자의 보호자들은 치료사와 일정 시간을 만나며 직접 치료해보기 전에는 어떤 식으로 치료가 이뤄지는지 알 방법이 없고, 이 치료가 내 아이나 가족에게 도움이 되는지 안 되는지도 알기 어렵다. 치료사로서도 자신의 치료가 제대로 이뤄지고 있는지 알고 싶을 때 검증받을 기회가 없다. 언어재활사가 대상자에게 적절한 치료를 제공하면 최고의 결과를 얻을 수 있지만, 그렇지 못한 경우 1~2년이란 아까운 시간을 버리게 될 수도 있으며 그것은 자칫 큰 고통을 가져온다. 그만큼 언어치료에서는 언어재활사 개개인의 능력이 중요하다.

시대는 변하고 이 서비스를 받는 환자 보호자들의 눈도 변하고 있다. 어떤 방식으로 내 아이, 내 가족이 치료받는지도 모른 채 막연히 선생님만 믿고 치료받는 시대는 지났다. 이제는 언어재활사 스스로 자신이 제공하는 서비스의 질을 증명하고 치료사로서의 능력을 적극적으로 보일 때다.

치료사들끼리 치료에 대한 정보를 적극적으로 공유하고 검증받고 토론하려는 자세 또한 필요하다. 모두가 나처럼 유튜브를 해야 한다는 뜻은 아니다. 다른 SNS를 운영하면서 본인의 생각을 정리하고 교류하는 치료사들이 늘어났고, 함께 스터디하며 정보를 나누는 치료사들도 많다.

이런 공개적인 루트가 아니더라도 지금 만나고 있는 보호자들에게 적극적으로 치료 내용을 공유하고 공개할 필요가 있다고 생각한다. 학교 다닐 때 우리는 보호자와 함께하는 치료의 중요성을 배웠지만, 막상 현장에 가보면 아이의 치료 장면을 한 번도 본 적 없다는 부모들이 허다하다.

나는 다행히도 언어재활사로 처음 일했을 때부터 보호자가 참관하는 환경에서 치료하게 되어 치료에 보호자가 함께하는 것에 익숙해져 있었다. 보여주고 싶지 않은 장면까지 다 노출이 되다 보니 실력이 부족할 때는 이런 환경이 엄청난 스트레스로 다가왔지만 지금와서는 나에게 큰 장점이 되었다고 생각한다.

이뿐 아니라 치료사들끼리 치료 장면을 찍은 영상을 서로 공유하고 의견을 나누는 것도 더 좋은 치료를 위해서 필요하다. 현재 우리 치료실에서는 새로운 케이스나 어려운 케이스의 환자가 오면, 치료 장면을 5분 정도 간단히 촬영해서 치료사들끼리 의견을 공유하는 시간을 가진다. 경력이 짧은 선생님에게는 교육이 되고 경력 많은 선생님들과는 각자의 의견을 나누는 시간이 된다.

더 많은 치료사가 작은 치료실 안에만 머무는 것이 아닌, 치료실 바깥으로 자신의 치료를 적극 공개하고 보호자와 함께 공감하며 치료해야 한다고 생각한다. 물론 나 역시 지금처럼 경력이 쌓인 상황에서도 보호자들과 혹은 다른 치료사들과 치료를 공유한다는 게 항상 쉽지만은 않다. 온라인 치료처럼 보호자와 100% 함께하는 치료에서는 실제로 많은 어려움을 겪는다.

보호자들 역시 치료의 중간 과정을 견디지 못하기도 한다. 아이에게 새로운 목표를 제시하면 처음에는 그 과제가 너무 어려워서 따라오지 못하기도 하고 집중력이 떨어지기도 한다. 그래서 더 촘촘히 목표를 놓아야 하지만, 때로는 아이가 어려움을 어느 정도 겪더라도 목표를 높여 수행력을 단시간에 끌어올려야 하는 순간이 있다. 처음 몇 주간은 아이가 치료에 잘 반응하지 못할 수도 있지만, 전체적인 흐름에서는 좋은 결과를 위한 중간 과정이 되는 셈이다.

하지만 이런 과정을 직접 지켜보는 부모님 중 일부는 치료를 중단하기도 하고, 답답한 마음에 방을 나가버리기도 한다. 참고 지켜보는 부모님들도 자신의 아이가 대답을 잘하지 못하는 장면을 직접 봐야 한다는 걸 굉장히 힘들어한다.

치료사로서도 부모님이 치료에 참여하게 되면 이런 순간마다 그들을 일일이 설득하면서 진행해야 한다. 어찌 보면 과정에 대한 공개 없이, 한 달 후에 짠하고 결과만 보여주는 것이 치료사로서도 스트레스를 덜 받는 길이다. 하지만 때론 모두가 내 치료를 이해하지 못할지라도 함께 치료하는 과정은 중요하다. 이런 공개를 통해서 스스로의 부족함이 드러나더라도 그 과정을 통해 더 많이 공부하고 연구하게 될 것이고, 그것이 몇 년 후에는 큰 보상으로 치료사 자신에게 되돌아올 것이기 때문이다.

우리의 치료를 보호자들이 이해하지 못하는 것은 어찌 보면 당연하다. 전문가가 아니기에 충분히 그럴 수 있으며, 그들의 이해를 돕는 것이 전문가의 역할이다. 그걸 알면서도 많은 언어재활사가 언어치료에 공감하지 못한 사회와 부모님들에게 반복적으로 비판받으며 상처받거나 움츠러들고, 더 방어적으로 변하게 된다. 나도 새내기 시절에 종종 이런 부당한 오해와 비판에 시달렸더니 나중에는 작은 비판에도 발끈하거나 자신감을 잃고 변명하는 데 급급한 태도를 보였다. 하지만 우리

가 언제까지나 자기를 지키기 위해 웅크리고만 있다면 한국의 언어치
료는 발전하지 못할 것이다. 더 많은 치료사가 혼자서만 고군분투하던
작은 방 안에서 나와, 고민을 공개하고 함께 소통해서 더 좋은 방향으
로 나아가기를 바란다.

요즘 새내기 치료사들에게는 정보를 공유하고 서로 활발히 소통하
는 문화가 더욱 자연스러운 것 같다. 나의 노력들이 새내기들에게 좋은
자극이 될 수 있기를 바라며 점차 치료사들 간에, 치료사와 환자 그리
고 보호자 간에, 또 치료사와 사회 간에 더 나은 커뮤니케이션이 이루
어지기를 희망한다.

코로나19
그리고 온라인 언어치료

　내가 치료실을 확장해 이사한 다음 해에 코로나19 팬데믹이 시작되었다. 〈코로나가 우리 모두에게 전에는 경험해보지 못한 세상을 열었다〉라는 어떤 뉴스의 헤드라인처럼 언어치료 업계도 코로나19 사태로 인한 어려움으로 새로운 변화를 맞이했다.

　팬데믹 초기, 코로나바이러스에 대한 공포로 부모님이 아이의 치료를 중단하기 시작했다. 여기저기서 문 닫는 치료실들이 생겼다. 한 달씩 휴업하는 치료실들도 생겨났다. 당시 전국을 다 합쳐서 200명도 안 되는 확진자가 나왔는데도 아이들의 안전을 걱정한 부모님들은 집 밖으로 꼼짝도 하지 않았다.

　다행히 우리 치료실에는 아이의 치료를 하루도 쉬고 싶어 하지 않는 열성적인 부모님들이 있었고, 대규모 치료실과 달리 로비에서 접촉하는 사람 수가 적었기에 확진자 동선에 포함돼 며칠씩 문 닫는 일은 없었다. 동선이 겹치지는 않았지만 치료실 옆에 있는 대형마트에 확진자가 다녀간 것만으로 우리 치료실도 안전을 위해 하루 정도 문을 닫은 적은 있었다. 그래도 첫해에는 큰 타격이 없었다. 하지만 코로나19 사태가 장기화되면서 나 역시 치료실 운영에 점차 어려움을 겪게 되었다.

온라인 언어치료를 시작하다

전 세계적 팬데믹 사태에 언어치료 업계도 변화할 수밖에 없었다. 집 밖으로 나오기 어려운 사람들이 늘어나면서 온라인 치료가 시작된 것이다. 한국 언어치료의 길지 않은 역사에서 일어난 획기적인 사건이라 할 수 있다.

IT 강국인 우리나라는 전 세계적으로 빠른 인터넷 속도를 자랑하면서도 정작 인터넷을 활용하는 분야는 적은 편이다. 반면 해외에서는 코로나19 사태 이전부터 회사 면접이나 중요 회의를 화상 전화, 화상 회의로 하는 경우가 많았다. 언어치료 역시 외국에서는 이미 오래전부터 온라인 치료를 병행하고 있었다. 온라인 치료의 장점은 시간과 비용의 절감에 있다. 치료실로 오기까지 소비되는 소소한 교통비와 식비가 절약될 뿐 아니라, 아이의 치료를 위해 보호자가 무급휴가를 내거나 휴직하는 등 불필요하게 낭비되는 시간과 비용을 절감하는 경제적 효과가 크다.

나는 이전부터 온라인 치료에 관심은 있었지만 한국에서 온라인 치료가 시행되거나 활발해질 일은 결코 없을 거라고 생각했다. 전국이 일일생활권인 한국에서 굳이 온라인으로 환자와 치료사가 만날 이유가 없었고, 당시만 해도 우리나라는 온라인으로 무언가를 하는 것에 의외로 보수적이기도 했다. 또 온라인 치료가 아무래도 오프라인 치료에 비해 상대적으로 비효율적인 면도 있어서 한국에 온라인 치료가 도입되기는 어렵다고 생각했다.

그러던 중 코로나19 사태가 장기화됨에 따라 언어치료 업계도 온라인 치료라는 대안을 고민하게 되었다. 나 역시 지금이야말로 온라인 치료를 시도해볼 기회라고 생각했다. 하지만 어떻게 시작해야 할지 막막하기도 하고, 과연 서비스를 제공받는 이들이 이 새로운 치료법에 만족하게 될지 의구심도 들었다.

어느 날, 나는 미국에서 메일 한 통을 받았다. 발신자는 언어지연이 있는 한 아이의 어머니로, 남편의 유학 때문에 현재 미국에서 가족과 함께 체류하고 있다고 했다. 한인들이 모인 인터넷 카페에 내 유튜브가 소개된 적 있는데 그걸 보고 연락을 주신 것이다.

당시 미국은 코로나19 사태 초기에 각종 사회 시스템이 셧다운되면서 이미 병원 차원에서 전면적인 온라인 치료를 시행하고 있었다. 연락을 주신 분도 미국에서 지내며 온라인 치료에 익숙해져 있었고, 그 덕분에 내게 아이의 언어치료를 온라인으로 받고 싶다고 먼저 제안을 해 오셨다.

새로운 시도를 해야 한다는 부담감이 없는 건 아니었다. 하지만 지금이 아니면 언제 이런 도전을 해볼 수 있을까? 나는 제안을 수락했고 그렇게 미국에 있는 아이와 처음으로 온라인 언어치료를 하게 되었다. 아이와는 시차를 맞추기 위해 아침 10시에 치료하기로 약속을 잡았다. 처음 해본 온라인 치료는 역시나 쉽지는 않았지만 새로운 걸 알아간다는 즐거움을 느꼈다.

그때쯤, 5년 전에 나에게 치료받았던 한 아이의 어머니가 연락을 해 오셨다. 내가 개업하기 전에 치료했던 아이의 어머니였는데, 그 후로도 아이의 언어지연이 계속되어 고민하시던 중 우연히 내 유튜브 채널을 보았다고 했다. 아이와 어머니는 내 치료실에서 차로 2시간 떨어진 지역에 살고 있었고, 거리가 제법 되는 만큼 언어치료를 온라인으로 할 수 있는지를 물어오셨다. 아이의 학원 수업도 전부 온라인으로 받고 있다면서. 이후 아이는 지금까지 1년 넘게 내게 온라인으로 언어치료를 받으며 호전되고 있다.

내가 망설이는데도 부모님들의 요청이 계속 이어졌다. 기존의 방식을 쉽게 버리지 못하는 언어재활사들보다 소비자들의 요구가 앞섰다. 코로나19 사태가 수년이나 이어지면서 온라인 치료는 점점 늘어났고,

지금은 내 전체 치료 중에서 3분의 1을 온라인 치료가 차지하게 되었다.

온라인 치료의 장단점

코로나19 사태를 겪으며 온라인 치료를 해온 경험을 토대로 내가 느낀 온라인 치료의 장단점을 하나씩 살펴보겠다.

▮ 온라인 치료의 장점

온라인 치료의 장점은 분명하다. 첫 번째로, 치료 대상자가 밖으로 나올 필요가 없다는 점이다. 전염병 위험이 있거나 다른 기타 이유로 바깥에 나올 수 없는 상황에 가장 적합하다. 코로나 시국이 언제 끝날지 모르고, 설령 끝나더라도 앞으로 비슷한 유형의 전염병이 또다시 찾아오리라는 것이 학계의 공통적인 의견이니만큼 온라인 치료가 절대적으로 필요한 날은 또 올 것이다.

꼭 이런 팬데믹 상황이 아니더라도 치료실에 방문할 시간을 내기 어려운 분들이 적지 않다. 치료받아야 할 아동의 부모님이 모두 맞벌이해서 치료실로 데려올 수 없거나, 치료받는 날에 급작스러운 일이 생겨서 치료를 빠져야 하는 경우도 생긴다. 게다가 요즘은 학령기 아동들도 학원을 하루에도 몇 개씩 다녀야 해서 스케줄을 빼기 어려울 수 있다. 이럴 때 온라인으로 치료를 진행하거나 오프라인 치료와 병행할 수 있다면 일상생활과 치료 중에서 하나를 포기하지 않아도 된다.

뇌손상을 입은 성인 환자들은 퇴원 후에 직접 병원을 방문해 치료받기가 매우 힘들다. 대부분 혼자 움직일 수 없어서 생기는 물리적인 어려움이다. 이런 성인 환자들을 위해 몇몇 언어재활사 선생님이 '언어발전소'라는 회사를 설립하고 전용 앱을 통해 화상으로 언어재활을 돕는 서비스를 활발히 진행하고 있기도 하다. 이렇게 온라인 치료는 이미 선택이 아닌 필수의 영역이 되어가고 있다.

두 번째 장점은 치료실에서 먼 지역이나 외국에서 치료 문의가 왔듯이, 원하는 치료사나 치료실이 거리상 멀리 떨어져 있어도 치료받을 수 있다는 점이다. 서울이나 수도권만 본다면 치료실이 너무 많은 게 아닌가 싶을 정도로 한 블록마다 치료실이 존재한다. 반면 지방에 사는 분들의 얘기를 들어보면 수도권과는 그 분위기가 사뭇 다르다.

일례로 대부분의 작은 섬에는 치료실이 전혀 없어서 치료 한 번을 받기 위해 배를 타고 섬을 나가야 한다. 혹은 시 전체에 치료실이 한두 곳밖에 없는데 다른 치료실을 찾아가려면 차로 2~3시간씩 가야 해서 선택의 여지가 없는 경우도 많다. 본인이 사는 지역의 치료실에서 원하는 서비스를 받지 못해도 별다른 다른 대안이 없어서 울며 겨자 먹기로 계속 다녀야 하는 것이 현실이다.

아무래도 인구가 많은 곳에 치료실도 많을 수밖에 없고, 대도시일수록 수익성이 높아 치료실이 집중되는 현실은 정부 시책만으론 해결하기 어려운 시장의 논리이다. 만일 온라인 치료가 좀 더 활성화된다면 치료실이 많지 않은 지역에 사는 분들도 원하는 치료를 골라서 받을 수 있다. 이런 이유로 정부 차원에서 온라인 치료의 보급을 활성화하는 정책을 널리 시행하면 좋겠다는 개인적인 소망이 있다.

❚ 온라인 치료의 단점

온라인 치료는 아직 시험판에 가깝다. 내가 처음 온라인 치료를 시작했을 때는 이런저런 시행착오가 많았다. 치료 도중에 갑자기 인터넷이 끊기기도 하고, 인터넷 속도가 느려서 화면이 멈추거나 소리가 안 들리기도 했다. 인터넷의 딜레이(delay) 현상 때문에 대화가 엇갈리는 일도 많았다.

나도 온라인에서 이뤄지는 대화에 익숙한 세대는 아닌지라 이런 일이 생길 때마다 당황해서 어찌해야 할지 몰랐다. 같은 상황이 몇 번 반복되다 보니 어느새 인터넷이 끊겨도 당황하지 않게 되었고 딜레이에도 박자를 맞춰서 대응할 수 있게 되었다. 최근에는 랜선 장비를 업그레이드하면서 미국처럼 먼 지역에 있는 환자를 치료할 때도 딜레이 현상이 거의 사라졌다.

온라인 치료에서는 장난감을 활용하기가 제한적이라는 특징도 있다. 오프라인 치료에서는 아동이 직접 장난감을 가지고 놀면서 즐거움을 느끼고 그것이 강화제*가 된다. 반면 온라인 치료에서는 아동이 장난감을 화면으로만 봐야 하고 직접 조작해볼 수 없다는 것이 극복할 수

---

* 아동에게 흥미를 유발해서 치료를 촉진하는 도구.

없는 단점일 것 같았다.

그런데 의외였다. 영상으로 장난감을 구경하는 것이 익숙한 이 세대의 아이들은 화면 속 장난감도 유튜브 보듯이 구경하면서 즐거워한다는 것을 알게 되었다. 물론 오프라인에서 활용하는 모든 장난감을 다 쓸 수 있는 것은 아니지만, 화면 속에서 아이들에게 매력적으로 보이는 장난감을 선별하고 오프라인 치료와는 다른 방식으로 보여주면서 아이들의 흥미를 끌 수 있었다. 지금은 오프라인에서 하던 치료 방식을 온라인에서도 활용해 아이들의 반응을 효과적으로 유도할 수 있는 각종 스킬도 생겼다.

학령기 아동에게는 심지어 온라인 치료가 더 효과적이기도 하다. 장난감을 보여주기 위해 카메라를 이리저리 옮기면서 치료하는 학령전기 아동 치료와는 달리 책이나 그림, 영상을 활용하는 학령기 아동 치료는 비교적 간단하다. 집중력이 높은 학령기 아동들은 보호자의 도움이 없어도 치료에 효과적으로 집중할 수 있고 치료실을 오가면서 체력과 시간을 허비할 필요도 없어서 때에 따라서는 더 효율적인 치료가 이뤄지기도 한다. 현재 내가 성인 치료를 하고 있지는 않지만, 뇌손상 성인 환자나 음성치료를 하는 성인 환자에게도 온라인 치료는 꽤 적합한 치료 방법이 될 것 같다.

그럼에도 온라인 치료가 아직도 전면적으로 실시되지 않은 이유는 어떤 대상자들에게는 온라인 치료가 불가능하거나 비효율적일 수 있기 때문이다. 자폐나 기타 다른 중복장애 아동들은 사실 치료사와 오프라인에서 만날 때조차 집중하기 어려워하곤 해서 온라인 치료가 어려울 수 있다. 현재 중증 자폐 아동과도 온라인 치료를 하고는 있지만 아동에게 직접 온라인 치료를 하기는 어려워서 대신 어머니를 코칭하는 형태로 수업하고 있다. 가르치는 나도 매우 어렵지만 코칭을 받는 어머니도 치료를 이해해야 해서 대중적으로 서비스하려면 일관성 있는 코칭 프로그램이 필요하겠다는 생각이 들었다. 아동이 집중력 문제로 오래 앉아 있기 힘들어하거나, 아동이 적절하게 치료에 집중할 수 있도록 부모님이 지도할 수 없을 때도 온라인 치료가 불가능하다. 아동이 화면 앞에서 사라진다면 사실상 화면 건너편에 있는 치료사로서는 할 수 있는 일이 없다.

또한 치료가 가능한 아동들도 온라인 치료에서는 여전히 오프라인에서 하는 모든 활동을 할 수 없어서 완전한 대체는 불가능한 것이 현실이다. 다만 온라인 치료가 좀 더 발전된다면 현재보다는 나은 서비스를 제공할 수 있을 것이고, 집중력을 좀 더 높일 수 있는 장치들도 개발되지 않을까 기대한다.

+++

온라인 치료의 시작은 우리나라 치료의 패러다임을 바꾸는 중요한 계기가 될 것이다. 사회적 거리 두기가 강화됐다, 느슨해졌다 하는 중에도 온라인 치료의 편리성을 알게 된 보호자들은 온라인 치료를 계속해서 유지하고 있다. 학교 수업이나 학원 수업도 한때 전면 온라인으로 이뤄지면서 아이들도 처음보다는 온라인상에 적응한 듯하다.

앞으로 이 새로운 형태의 치료는 더욱더 정착할 것이다. 온라인 치료는 대부분 보호자가 동석한 상태에서 이루어지기에 치료사가 더 적극적으로 자신의 치료를 공개하고 고객과 공감하면서 치료하고자 하는 추세와도 맞아떨어진다.

물론 앞서도 말했듯이 현재의 온라인 치료는 베타 버전으로 출시된 소프트웨어처럼 시험판이다. 온라인으로 언어치료를 연결할 수 있는 전용 프로그램이라든지, 온라인 치료에 활용할 수 있는 소프트웨어와 같은 장치들이 더 개발되어야 한다. 나보다 더 진보적인 치료사들이 나와서 앞으로의 온라인 치료를 더욱더 발전시켜주기를 바라고 또 온라인에서 이용할 수 있는 도구들도 더 많이 개발되기를 바란다.

언어치료에 여러 매체를
접목하다

현대 사회에는 TV뿐 아니라 인터넷과 유튜브, 넷플릭스, 디즈니와 같은 OTT(Over The Top) 서비스*와 같은 다양한 대중문화 콘텐츠가 존재한다. 이러한 매체의 변화는 우리 삶을 새로운 세상과 이어주고 더 풍요롭게 함과 동시에 개인의 삶에 부정적인 영향을 끼치기도 했다.

친구와 연인이 만나 이야기를 나누면서도 한 손으로는 스마트폰을 보고, 자리에 없는 누군가와 연결되고, 재미있는 영상을 보면서 오프라인 만남에서의 잠깐의 지루함도 견디지 못하는 사람들이 부지기수다. 부모님들도 아이들과의 상호작용 대신 서로의 작은 온라인 세상을 들

---

* OTT 서비스는 영화, TV 프로그램 등의 미디어 콘텐츠를 인터넷으로 제공하는 서비스를 말한다.

여다보는 시간이 늘면서 아이들의 언어지연이 더 심화되고 있다 해도 과언이 아니다. 이런 의사소통의 변화는 과거라면 언어지연이나 자폐 진단까지 이어지지 않았을 아이들에게 더 큰 단절과 소통의 어려움을 가져왔다.

그러나 앞서 말했듯이 이러한 매체의 장점 또한 확실하다. 새로운 매체의 발달은 교육계에 긍정적인 변화를 가져왔다. 영상이나 시청각 자료, 태블릿 PC, 앱을 활용한 각종 교육자료가 개발되면서 아이들에 게 더 생동감 있는 교육을 제공할 수 있게 됐다. 그리고 이런 변화는 언 어치료와 같은 특수영역에도 변화를 가져오고 있다.

다양한 언어치료 콘텐츠의 필요성

대체로 조심스러운 입장을 유지하는 우리나라에서는 이런 매체들이 언어치료에 아직은 소극적으로만 활용되고 있다. 스마트폰 앱 중에서 언어치료에 사용할 수 있는 콘텐츠가 적다는 현실도 언어치료 분야에 서 매체 활용이 더딘 이유 중 하나일 것이다.

몇 년 전, 미국에서 언어재활사 강의를 들었을 때 나는 스마트폰 앱 으로 활용할 수 있는 콘텐츠의 다양성에 놀라움을 감추지 못했다. 언어 치료를 위한 앱이 실제로 자폐스펙트럼 치료에서 활발하게 쓰이고 있 었던 것이다. 또한 미국에선 뇌성마비 등 근육 신경 문제로 말을 하지 못하는 아이들의 눈 깜박임을 감지해서 글씨를 적어주는 앱이 이미 실용화되었고, 대부분의 미국 주에서는 이를 지원하기 위해 태블릿 PC를 무상 보급하고 있었다.

나도 이전부터 미국에서 나온 수많은 언어치료 관련 앱 중에서 한국에서도 쓸 수 있을 만한 앱을 치료에 소극적으로 활용해왔다. 하지만 앱과 태블릿 PC가 치료에 이 정도로 활발히 사용되는 줄은 몰랐다. 미국의 보수교육*에서는 이러한 매체를 단순히 소개하는 것에 그치지 않고 활용할 수 있는 방안에 대해서도 가르치고 있었다. 앱을 통한 언어치료는 이미 새로운 언어치료 기법으로 인정받으며 발전하고 있었던 것이다.

미국처럼 장난감 형태의 제대로 된 언어치료 도구도 출시해보지 못한 우리나라에서 언어치료 관련 앱이 활발히 유통되길 바라는 건 기대하기 힘든 일일지도 모른다. 2000년대에는 장난감 회사나 팬시문구 회사에서 아동의 언어치료에 도움이 되는 장난감들을 내놓았지만, 언어치료에 대한 이해 없이 제작되는 바람에 실제 언어치료 현장에서는 무용지물에 불과했다. 언어치료 도구는 제작 과정에서부터 언어재활사가 참여해 정확한 연구를 통해 개발되어야 하지만 현재로선 요원하기만 하다.

---

* 언어재활사가 자격증을 유지하기 위해 1년마다 필수적으로 들어야 하는 교육.

어쩌면 이런 낙후된 언어치료 업계에 앱은 하나의 기회가 될지도 모른다. 오프라인에서 사용될 언어치료 도구를 제작하는 것보다 적은 돈으로 개발할 수 있기 때문이다. 이미 한국에서도 현직 언어재활사들에 의해 4~5개의 언어치료 앱이 제작되어 상용화되었다.

나 역시 언어치료에 도움이 되는 앱을 제작하고 싶어서 오래전부터 구상을 해왔다. 지난 2023년 11월에 '언어치료배우기'라는 회사를 설립하였고 "내마음은왜그럴까"라는 앱을 먼저 플레이스토어에 출시했다. 2024년 2월에는 애플스토어에도 출시할 예정이다. 화용언어를 중재하는 이 앱의 콘텐츠 기획은 물론 그림까지 내가 직접 제작하고 프로그램 관련 종사자인 남편이 앱 프로그램을 공부해가면서 만든 첫 번째 앱이다. 치료실 운영과 유튜브와 강의 등 다양한 일을 하면서 앱 제작을 병행하다 보니 1년이라는 시간이 필요했고 100% 만족한 상태로 출시하지는 못했지만 "앱을 만들어주셔서 고맙습니다"라는 댓글과 이메일을 받을 때마다 치료할 때 느꼈던 감정과는 또 다른 뿌듯함을 느낀다.

앱과 함께 새로운 언어치료 매체로 나는 영상을 생각하고 있다. 나의 조사가 부족한 이유인지는 몰라도 외국에서조차 영상을 이용하는 언어치료 방식은 아직 들어본 적이 없다. 현재 공교육에서는 영상 콘텐츠를 활용하는 시청각 교육이 주목받는 추세이다. 이런 방식의 교육이 언어치료에서도 충분히 활용될 수 있지 않을까?

언어치료 또한 가르칠 내용을 짧은 영상으로 구성하여 아이들에게 효과적으로 학습시킬 수 있다. 언어지연이 있거나 장애가 있는 아이들도 영상에 대한 집중력은 오히려 책이나 장난감보다 높은 경우가 많다. 짧은 영상으로 아이들에게 내용을 전달하면 아이들이 집중해서 흥미를 가지고 보기 때문에 더 빨리 내용을 습득할 수 있다. 또한 앱과 같이 치료실뿐 아니라 가정에서도 반복적으로 볼 수 있어서 가정 학습으로 연계될 수도 있다. 실제로 내가 제작한 영상 몇 개를 가지고 치료실과 가정에서 아이들에게 반복적으로 노출했더니 아이들이 훨씬 빠르게 치료받을 내용을 습득할 수 있었다. 내가 올린 학습용 영상을 자신의 아이에게 보여준 구독자 몇 분도 같은 이야기를 댓글로 남겨주었다.

과거에는 치료사의 일이 치료 자체에만 국한되었다. 뒤에서 더 자세히 언급하겠지만 이제 우리나라도 언어재활사를 도울 수 있는 부수적인 도구들에 대한 투자가 필요하다. 그중 하나가 바로 다양한 언어치료 콘텐츠의 개발과 제작이다. 부수적인 도구 없이, 오롯이 현장에서 일하는 언어재활사의 노력에만 기대기에는 현직 치료사들의 업무가 너무 과중하다. 누군가는 검사 도구를 개발해야 하고 누군가는 치료를 위한 콘텐츠를 만들어야 한다. 나는 앱과 영상이 향후 10~20년 동안 한국 언어치료 업계에서 중요한 위치에 자리매김하리라고 생각한다.

+++

언어재활사가 설립한 회사가 몇 군데 있다. 앞서 잠깐 소개한 언어발전소를 비롯해 주로 카드로 된 도구나 앱을 만드는 회사들인데, 치료실을 운영하거나 치료사 일을 하는 언어재활사들이 모여 부업 형태로 언어치료에 필요한 언어카드나 보드게임 그리고 앱 등을 만들고 있다. 한국언어재활사협회에서도 출판사와 합작해 좋은 아이디어로 언어치료 도구를 제작하는 사업을 하고는 있지만 주로 카드나 교재 제작에 국한되는 점이 아쉽다.

이 책의 초판을 쓸 때는 언어치료 관련 도구를 만드는 회사를 세우고 싶다는 막연한 구상만을 가지고 있었지만, 1년이 지나 이 책의 2쇄를 찍는 지금 나는 이미 '언어치료배우기'라는 회사를 설립하였다. 어쩌면 이 책에 이런 포부를 밝혔던 것이 허리디스크 등의 건강 악화를 겪으면서도 사업자를 내고 앱을 완성할 수 있었던 동력이 된 것 같다. 아직은 조직원이 나와 남편뿐인 작은 회사이며, 다음 계획들이 성공할지 실패할지는 지금으로선 알 수 없다. 사업성을 떠나 우리나라의 언어치료가 또 다른 단계로 나아가기 위해 이처럼 조금은 무모한 도전을 하는 사람들이 많아지길 바란다. 그것이 우리나라의 언어치료가 더 많이 발전하고 더 높이 도약할 수 있는 좋은 방법 중 하나라고 생각하기 때문이다.

(제5장)

언어재활사,

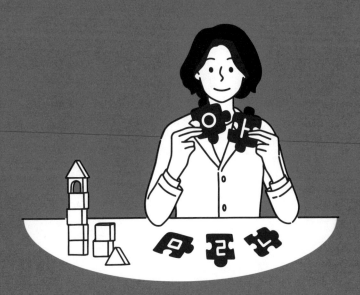

어떤 곳에서
어떻게 일할까?

언어재활사는
이런 곳에서 일할 수 있다

지금 언어치료를 공부하고 있거나, 언어재활사 일에 관심을 가지고 이 책을 읽는 이들 대부분은 '나는 과연 어디에서 일하게 될까?' 하는 점을 궁금해할 것이다. 나도 언어재활사가 되기로 결심한 후부터 대학원 다니는 2년 반 동안 같은 고민을 했다.

언어재활사가 일할 수 있는 곳은 종합병원, 사설 언어치료실, 중소병원의 부설 치료실, 복지관 등 다양하다. 요즘은 어린이집이나 학교에서 언어재활사를 단기 고용하는 사례도 많아졌다. 또한 언어재활사 과정이 점점 많은 대학과 대학원에 개설되면서 교수직의 수요도 늘고 있다.

나는 대부분의 근무를 종합병원에서 했지만 현재는 사설 언어치료실을 운영하고 있고 병원 부설 치료실, 복지관 일을 비롯해 학교 파견

치료, 대학 강의 등도 조금씩 경험해보았다. 덕분에 분야별 언어재활사의 직무와 상황이 어떤지를 좀 더 현실적으로 전달해줄 수 있을 것 같다.

　현재 언어재활사들이 가장 많이 일하는 곳은 각 지역의 사설 언어치료실이며 그다음이 복지관, 병원 순이다. 언어재활사가 근무하는 지역은 서울과 수도권이 38%로 가장 많고 지방에서는 경상도가 29%로 가장 많으며, 강원도와 제주도 지역이 가장 적다. 지역별 언어재활사의 수는 인구에 비례하는 면도 있지만 언어치료학과나 언어병리학과가 개설된 대학과 대학원이 있는 지역에 집중되는 경향도 있다. 아직 지역 간의 불균형이 큰 편이다.

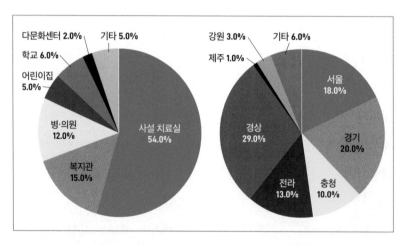

그림 1. 언어재활사의 근무지 유형과 근무 지역 통계(출처: 김성태 저, 《언어재활현장실무》, 학지사, 2019, 13~14쪽.)

언어재활사 구인공고는 주로 아이소리몰*이라는 사이트에서 확인할 수 있다. 이곳은 내가 대학원을 다니던 시절부터 언어평가 도구와 치료 도구를 판매해온 곳인데, 주로 사설 언어치료실과 인력을 연결해주는 구인·구직 게시판도 함께 운영했다. 세월이 지나면서 현재 이곳은 가장 많은 구직 정보가 모이는 사이트가 되었다. 졸업하기 전에도 사이트에 올라오는 구인공고 글을 통해 실제로 취업했을 때 갈 수 있는 직장들을 미리 살펴볼 수 있을 것이다.

요즘은 온라인에서 유명한 언어재활사 인터넷 카페(언투모, 언사모, 치료잡 등)에도 구인 글이 많이 올라오고 있다. 종합병원이나 복지관 등의 언어재활사 구인공고는 각 기관의 홈페이지에 직접 올라오기도 하고 동시에 한국언어재활사협회 사이트, 잡코리아 또는 사람인 같은 기존의 구직 포털에서도 확인할 수 있다. 이외에도 각 학교 언어치료학과의 구인·구직 게시판이나 인터넷 카페, 네이버밴드 등에 구인공고 글이 올라오기도 한다.

* https://www.isorimall.com/main

사설
언어치료실

지금 자신이 살고 있는 동네의 상가 지역을 한번 훑어보자. 아동발달센터, 언어치료실, 심리센터와 같은 간판을 하나 정도는 쉽게 찾을 수 있을 것이다. 내가 살고 있는 지역의 중심가에 가면 치료실이 건물 하나 건너 하나씩 있을 정도다. 물론 이런 사정은 서울, 경기, 인천, 부산 같은 대도시나 수도권에 한정되지만 지방에도 사설 언어치료실의 수가 꾸준히 늘고 있다. 수도권의 치료실 수가 포화 상태로 가고 있어서 새로 개원하고자 하는 사람들은 처음부터 지방을 염두에 두고 계획을 세우는 경우도 많다.

현재는 사설 언어치료실뿐 아니라 병원 부설 치료실도 증가해서 치료 인력이 병원 쪽으로 이동하고 있기도 하고, 코로나19 사태를 겪으며 아예 일을 그만둔 인력도 많아서 사설 언어치료실에 직장을 구하기란 그리 어려운 일이 아니다. 아직은 수학이나 경영학 등을 전공한 사람들처럼 졸업하고 전공과 상관없는 일을 알아봐야 할 만큼 언어재활사 인력이 남아도는 시대는 아닌 것이다. 오히려 운영자로서는 구인이 안 돼서 걱정일 만큼 인력을 구하기 어려운 시기이기도 하다.

지금부터 사설 치료실에서 일하는 입장일 때와 운영하는 입장일 때로 나누어 각각 무엇을 염두에 두어야 하는지 이야기해보겠다.

사설 치료실에서 일하기

사설 치료실의 고용 형태는 크게 두 가지이다. 정규직 혹은 계약직과 같이 치료실에 소속된 직원으로 일하는 방식과 시간제 근로자(part-timer)로 일하는 방식이다. 직원으로 일하게 되면 4대 보험을 받을 수 있고, 시간제 근로자로 일하면 근무 시간에 따라 프리랜서와 4대 보험 가입자 중 원하는 형태를 선택할 수 있다. 보통 가족 중에 국민건강보험 직장가입자가 있으면 본인은 주로 프리랜서를 선호하고, 그렇지 않으면 4대 보험이 되는 직장을 선호한다. 단, 4대 보험에 들기 위해서는 한 달에 60시간 이상 근무해야 한다.

직원으로 일하는 방식과 시간제 근로자로 일하는 방식 모두 장단점은 있다. 직원으로 일하면 치료하는 수에 상관없이 고정 급여를 받기 때문에 안정적이고, 치료 대상자가 줄어드는 계절이나 휴가철 등에는 더욱 그렇다. 참고로 언어치료 업계에서는 여름 휴가철부터 겨울까지가 비수기이고, 새 학기가 시작되는 2~3월부터 여름 전까지가 성수기라고 보면 된다. 다만 치료실의 직원이기 때문에 치료와는 별개로 잡무가 있는 곳에서 일하게 될 수 있고 치료가 없는 날에도 근무시간을 지켜야 한다.

시간제 근로자 중에는 개인 사정상 주중 5일 근무를 할 수 없거나, 치료 외의 시간을 활용하기를 원하는 이들이 많은 듯하다. (물론 2~3곳의 치료실에서 시간제 근로자로 일하면서 주중 5일 동안 일하는 분들도 있다.) 어린이집과 유치원을 위한 정부 지원이 활성화되면서 아이의 치료가 오전에 이뤄지기를 원하는 부모님은 거의 없기 때문에 일은 보통 오후 1~2시부터 시작해 저녁 7~8시 정도에 끝난다. 또한 맞벌이가 증가하면서 주말에만 시간이 나는 부모님들로 인해 주말에도 치료하는 경우가 증가하고 있다.

치료는 일반적으로 세션(session) 단위로 구분되며 한 세션은 40분 치료, 10분 상담으로 이루어진다. 치료실마다 치료시간 사이에 쉬는 시간을 두는 곳도 있고, 쉬는 시간 없이 6~7시간을 내리 일하는 곳도 있다. 개인적으로는 쉬는 시간이 없으면 치료 준비뿐 아니라 치료하는 데에도 부담이 돼서 2~3세션 이후에는 조금이라도 쉬는 시간이 있어야 한다고 본다. 매일 7세션을 쉬는 시간 없이 일한 적 있었는데, 하루는 치료를 시작한 지 10분이 지나도록 아이의 치료 목표가 기억이 나지 않아서 스스로 자괴감이 들었다. 그 이후로는 연달아 7세션을 하지 않도록 치료실과 조정했다.

지금 당장은 쉬는 시간이 없어도 치료에 집중할 수 있는 체력이 있다고 해도, 치료사가 쉬는 시간 없이 치료를 계속하게 되면 장기적으로 건강에 무리가 올 수 있다. 이 일을 10~20년 넘게 길게 할 생각이 있다면 자신의 건강을 유지할 수 있는 근무환경을 조성할 수 있도록 일하는 곳과 조율할 필요가 있다.

치료사가 미혼이라면 직원으로 일하는 것도 시간제 근로자로 일하는 것도 크게 상관없지만, 개인적으로 시간 활용 면에서는 시간제 근무가 편하게 느껴졌다. 많은 언어재활사가 결혼과 육아를 병행하면서 일하고 있으니, 치료실 원장과 다른 치료사들과의 조율만 잘 이루어진다면 짧은 시간을 일하면서도 치료사로서 독립성이 보장되는 시간제 근무를 더 선호하는 듯하다.

하지만 새내기 치료사라면 소속 직원으로 일하기를 더 추천한다. 일정한 근무시간이 정해져 있지 않고 서로 바빠서 케이스에 대해 이야기하기가 쉽지 않은 프리랜서보다는 직원으로 치료실이나 병원에서 일하는 것이 경력을 쌓고 공부하는 데 더 도움이 되기 때문이다.

사설 언어치료실의 새내기 직원 연봉은 대개 2,500~3,500만 원 정도며 지방과 수도권의 차이가 있는 편이다. 시간제 근로자의 페이는 지방은 17,000원부터 수도권은 30,000원 이상까지 다양하다. 어느 정도 경력이 쌓인 치료사들은 시간제로 일하면서 치료실 운영자인 나보다 높은 수입을 올리기도 한다. 물론 내가 경영 능력이 없는 편이라 그럴 수도 있고 그분이 유독 수완이 좋아서일 수도 있지만, 개인의 노력과 능력에 따라 높은 수준의 소득을 올릴 수도 있는 것은 분명하다.

사설 치료실 운영하기

직원으로 일하던 치료사들도 경력이 쌓이면 직접 자신의 치료실을 운영하는 것에 대해 한 번씩 고민하게 된다. 나는 그동안 막연하게 개원은 경력이 10년 이상인 치료사들이 한다고만 생각해왔지만 요즘은 젊은 치료사들도 활발히 개원하는 분위기이다.

경영에 자신이 없던 나는 치료실 개원을 하지 않기 위해 오랜 시간을 버텼다. 하지만 피고용인으로는 수입에 한계가 있어서 결국 개원의 길로 들어섰다. 5~6년 전만 해도 언어재활사의 급여가 지금보다 훨씬 낮은 수준이었기에 개원하지 않으면 노후를 걱정해야 할 정도였다. 반면 최근 몇 년 사이에 언어재활사의 급여가 점차 개선되는 걸 보면서 요즘 같으면 개원을 안 했을 수도 있었겠다는 생각도 들곤 한다.

일반적으로 언어치료실은 언어재활사 1급 자격증을 가진 사람들이 운영하는 것이 보통이지만, 사실 법적으로는 큰 제한이 없다. 이런 까닭에 치료사가 아닌 사람이 상업적 형태의 치료실을 만들어 운영하는 곳들도 있다. 이런 치료실에서 잠시 일한 적 있는데, 치료비가 높게 책정되어 있어 치료사의 급여도 적은 편은 아니었다.

하지만 수익의 많은 부분이 이윤추구와 마케팅 비용으로 소비되는 반면, 치료시설이나 도구에 대한 투자는 인색한 편이었다. 만일 운영자가 치료사 출신이라면 값비싼 도구의 필요성을 이해하겠지만, 그렇지 않다 보니 경영자로서 그렇게 비싼 도구를 사용할 필요를 느끼지 못하는 것이다. 운영자가 치료사이든 아니든 간에, 치료실 운영은 이윤추구의 목적을 가지는 게 맞겠지만 이런 부분에서 치료사 출신이 아닌 경영자와의 소통은 조금 답답하게 느껴졌다. 다른 치료사들의 의견도 대체로 비슷한 듯하다. 그래서인지 이런 형태의 치료실은 직원 이직률이 다소 높은 경향이 있다.

치료실 운영을 잘하려면 언어치료에 대한 경력과 실력도 있어야 하지만, 경영과 영업 그리고 사업수완도 필요하다. 치료에만 매진해왔던 치료사에게 치료실을 운영한다는 것은 생각보다 부담스럽고 복잡한 일일 수 있다. 내가 오랫동안 개업하기를 꺼렸던 것도 치료 외의 업무에 미숙했던 탓이었다.

때로는 원장의 경력과 별개로 사업수완만 좋으면 치료실 수익이 잘 나오기도 하니, 자신이 사업에 적합하다고 생각하거나 관심이 있다면 일찍부터 개원을 생각해보는 것도 나쁘지 않을 듯하다.

사설 치료실은 영세 소상공인

치료실에 따라 다르겠지만 대다수의 사설 언어치료실은 분류상 영세 소상공인 정도의 수익을 내는 작은 사업체이다. 이런 치료실을 운영하기 위해서는 언어재활사의 기본적인 직무뿐만 아니라 앞서 말한 대로 자영업자로서의 마인드와 역할도 필요하다. 비품 구매, 회계, 재고 관리, 물품 정리, 홍보, 홈페이지 관리, 서비스 이용자 관리, 바우처서비스 관리, 청소 등 일반 자영업자가 하는 업무에서 플러스알파를 더해야 한다.

물론 자본을 어느 정도 가지고 있거나 수익을 많이 내는 대형 치료실이라면 직원을 충분히 뽑아서 업무 분담을 할 수 있겠지만, 과반수의 치료실 운영자들은 내가 그렇듯이 멀티 플레이어가 되어야 한다. 치료하면서 동시에 대여섯 가지 역할도 해야 한다는 것이 오랫동안 치료만하던 치료사들에게는 다소 버거운 일일 수 있다.

그중에서도 치료실 운영자에게 가장 어려운 일이 바로 인력 관리가아닐까 한다. 사실 언어재활사의 대다수가 여성 인력이다 보니 결혼, 출산, 육아와 같은 개인사로 인한 이직률이 높은 편이다. 또한 시간제근로자로 일하는 치료사가 많아서 한 치료실에서 몇 년씩 일하는 치료사들이 드물다. 보통 2~3년에서 빠르면 1~2년 사이에도 치료사가 많이 바뀌는 편이다. 아이와 치료사와의 유대관계가 중요한 언어치료 특성상 치료사가 바뀌면 바로 그만두는 보호자도 많아서 잦은 인력교체는 치료실 운영의 어려움으로 이어질 수 있다. 요즘처럼 인력을 구하기 어려운 상황에서는 아이들은 계속 찾아오는데 치료사가 없어서 치료를 제공하지 못하는 일도 종종 생긴다.

나는 운영자로 이런저런 스트레스를 받을 때 가끔 구직공고 게시판에 들어가서 다시 피고용인의 삶을 살아볼까, 하는 상상을 하기도 한다. 아마도 유튜브로 얼굴이 알려지지 않았다면 실행에 옮겼을 수도 있다.

사실상 언어재활사가 가장 많은 수익을 얻을 수 있는 곳인 사설 언어치료실의 미래는 불투명하다. 이미 언급한 어려움 외에도 앞으로 뒤에서 알아볼 의료보험 문제로 인해 나조차도 앞으로 계속 치료실을 운영할 수 있을까, 하는 고민이 많은 시기이다. 하지만 근거리에서 편리하게 양질의 서비스를 제공할 수 있는 치료실의 존재는 계속해서 요구되기에, 지금의 과도기만 잘 지나면 보다 안정될 수 있을 것으로 예측해본다.

💡 정부지원바우처제도의 허와 실

치료실을 운영하려면 알아두어야 할 것 중에 정부지원바우처가 있다. 바우처는 쉽게 말해서 '사회복지 상품권'이라고 생각하면 된다. 정부지원바우처는 노인, 장애인, 산모, 아동 등 사회적 서비스가 필요한 사람들에게 정부가 일정 금액을 포인트 형식으로 지원해 서비스를 제공받을 수 있도록 돕는 제도이다. 이 중에 아동들의 치료비에서 일정 금액을 지원해주는 바우처는 현재 보건복지부와 교육부에서 운영하고 있다. 앞으로는 바우처가 통합되어 운영될 가능성이 크지만 아직은 서로 다른 부서와 기관에서 각각 운영하고 점검하고 있다.

바우처제도는 언어치료의 보편화에 매우 큰 영향을 끼쳤다. 지금도 그렇지만 예전에도 생소했던 언어치료가 우리나라에 정착할 수 있는 기초를 마련하는 데 정부지원바우처의 힘이 컸다. 비록 한 달 치료비에 비해 적은 금액이지만 부모들이 아동의 언어치료를 시작할 수 있도록 큰 도움이 되어준 것은 분명하고, 치료실에 따라서는 주요한 수입원이 되기도 한다.

현재 운영되는 정부지원바우처는 세 가지이다. 보건복지부의 재정으로 운영되는 발달재활바우처와 아동청소년심리지원바우처, 교육청에서 특수교육아동을 대상으로 하는 교육청바우처서비스가 그것이다. 모두 아동 치료를 위한 바우처인데, 최근에는 한국언어재활사협회에서 성인 언어치료 대상자들도 사용할 수 있는 바우처제도가 도입될 수 있도록 추진하고 있다. 이 제도가 도입되면 병원에서만 이루어졌던 성인 언어치료를 사설 언어치료실에서도 할 수 있게 된다. 아동만을 대상으로 하던 언어치료실에서 성인 언어치료를 추가하거나, 성인의 언어치료를 전문으로 하는 사설 언어치료실들이 새로 생기기도 할 것이다. 그렇게 된다면 앞으로 사설 언어치료실의 분위기도 많이 바뀌게 될 것으로 보인다.

바우처제도는 치료실 운영자뿐 아니라 치료실에서 일하는 치료사들도 알아야 할 제도이기에 간략하게나마 살펴보면 좋다.

발달재활바우처

발달재활바우처는 2009년도부터 시행된 제도로, 발달지연이 있는 아동들이 언어치료, 놀이치료, 감통치료 등을 받을 수 있도록 지원한다. 만 6세 미만인 아동은 별도의 장애등록 없이 소득수준 확인과 함께 치료가 필요하다는 의사 진단서 및 언어평가서만 내면 신청할 수 있지만, 만 5세가 넘으면 자폐 스펙트럼이나 인지장애와 같은 장애 진단을 받은 경우에만 바우처서비스가 제공된다.

지원비는 소득에 따라 한 달에 최소 14만 원에서 최고 22만 원까지 받을 수 있지만 현금이 아닌 정부에서 발행한 카드에 매달 쓸 수 있는 포인트를 지급받는 방식이다. 만일 사용자가 서비스를 이용하지 않으면 남은 포인트는 쌓이지 않고 한 달 단위로 없어진다.

발달재활바우처는 자신이 속한 행복복지센터에서 신청할 수 있다. 보통 바우처 카드를 받기까지 시간이 꽤 걸리니 우선 대기자 명단에 이름을 올리고 검사를 진행하는 것이 좋다. 각 시·구·청의 장애인복지과 주무관이 발달재활바우처 제공기관의 선정부터 점검까지 관리하고 있다.

아동청소년심리지원바우처

2007년에 가장 먼저 시행된 아동청소년심리지원바우처는 언어지연이나 정서 및 심리 지원이 필요한 아동에게 제공되는 서비스로 발달재활바우처와 달리 나이 제한은 없지만 지원비는 1년 동안만 받는 것을 원칙으로 하고 필요한 경우 2년까지 연장할 수 있다. 아동청소년심리지원바우처의 대상은 소득에 의해 심사되지만, 소득별로 금액이 다르게 지원되는 발달재활바우처와 달리 지역별로 지원 금액이 정해져 있는데 통상 16만 원 내외이다.

기타 운영방식은 발달재활바우처와 유사하다. 다만 아동청소년심리지원바우처의 관리는 정부가 직접 하지 않고 '지역사회서비스단'이라는 별도의 위탁기관에서 서비스 기관 선정과 점검 등을 책임지고 있다.

교육청바우처

마지막으로 교육청에서 특수교육 아동을 대상으로 하는 교육청바우처는 교육청 소속 기관을 다니는 아동과 청소년을 대상으로 치료를 지원하는 제도이다. 언어 문제 또는 인지 문제가 있어서 치료가 필요한 아동과 청소년을 대상으로 '참좋은카드'를 발급해준다. 참고로 어린이집은 교육청 소속이 아니므로 어린이집에 다니는 아동은 교육청에서 제공하는 바우처서비스를 제공받을 수 없다.

지원 대상을 선정하기 위한 별도의 소득심사는 없고, 대상자가 되면 치료비 16만 원(2022년 기준)과 10만 원의 방과후 학습비가 제공되기도 한다(지역에 따라 지원 금액은 다를 수 있다). 방과후 학습비는 바우처 카드를 사용하는 치료 외의 놀이치료, 인지치료 등 다른 치료에도 사용할 수 있고, 태권도나 피아노 등의 학원비로도 사용할 수 있다. 심지어 유치원비를 지원받을 수도 있어서 매우 유용한 제도이다. 이 외의 사용 방법은 다른 바우처와 유사하다.

지역마다 차이는 있지만 세 가지 바우처를 한 아동이 전부 받을 수는 없는 것으로 안다. 예를 들어 내가 사는 인천 지역에서는 교육청바우처와 발달재활바우처는 중복으로 받을 수 있지만 지역마다 중복 가능 여부가 조금씩 다르다.

바우처제도의 장점과 단점

정부의 이런 바우처제도는 사용자에게도, 치료실을 운영하는 운영자에게도 유용하다. 발달지연이 있는 아동들은 언어치료뿐 아니라 감통치료, 놀이치료 등도 함께 받아야 하는 경우가 많아 한 달 치료비로 50~100만 원씩 들어가기도 한다. 이럴 때는 적은 금액이라도 지원받으면 보호자들에게 도움이 되는 것이 사실이다. 운영자로서도 바우처를 지원받는 아동들은 치료를 지속하는 경향이 높아 보호자의 자비만으로 치료하는 경우보다 안정적인 수입원이 될 수 있다. 실제로 전체 수입의 50~70%가 바우처 수입인 치료실들도 있다.

	발달재활바우처	아동청소년 심리지원바우처	교육청바우처
지원비	14만 원~22만 원	16만 원	16만 원, 10만 원 (방과후 활동 지원)
지원 조건	60개월 이하, 60개월 이후 장애등록	1년간 지원 (1년 연장 가능)	유치원, 초등학교 등 교육청 소속 기관에 다니는 아동
지원 분야	언어치료, 감롱치료, 놀이치료, 심리재활 등	언어치료, 놀이심리, 미술심리 등	언어치료, 인지치료, 놀이치료 등
신청	관할 행복복지센터	관할 행복복지센터	관할 특수교육청
관리 부서	구청 노인복지과	지역사회서비스단	교육청

각 바우처제도의 비교

　　그런데 바로 이런 바우처제도가 치료실 운영에 어려움이 되기도 한다. 바우처제도에 맞게 치료실을 개원하려면 커튼, 벽지부터 하나하나 조건에 맞춰야 한다. 또한 치료실이 있는 건물에는 PC방이나 게임방 같은 청소년 유해업소가 있어선 안 되고 계단의 위치, 엘리베이터의 크기에 따라 추가적인 시설을 설치해야 할 수도 있다. 바우처서비스 제공업체에 대한 규제가 강화되면서 매출이 높지 않은 치료실들이 기준을 맞추기도 어려워졌다. 이런 점을 고려하지 않고 치료실을 개원했다간 나중에 공사를 두 번 하게 될 수도 있어서 처음부터 잘 알아봐야 한다.

　　현재 내가 운영하는 치료실에도 치료사들이 많아지면서 2년 전부터 바우처서비스를 하기 시작했는데, 바우처제도의 양면을 알고 있는 나로서는 치료실 수입의 대부분을 의존하고 있지는 않다.

바우처제도의 가장 큰 어려움은 1년에 몇백 장에 이르는 방대한 서류 작업에 있다. 바우처서비스를 제공하는 기관이 된다는 것은 정부사업을 수행한다는 의미이기도 하다. 세금으로 운영되는 서비스이니 당연히 증빙서류가 철저해야 한다는 점에는 동의하지만, 그럼에도 반 페이지면 될 내용을 두세 페이지에 걸쳐서 반복적으로 작성해야 하는 서류 작업은 운영자뿐 아니라 치료실에서 일하는 치료사들에게도 큰 어려움을 준다. 바우처서비스를 점검할 때가 되면 서류 작업으로 일주일은 밤을 새우는 일도 많다. 치료사들이 사설 치료실에서 일하는 걸 기피하는 요인 중 하나이기도 하다. 운영자의 서류 작업도 워낙 많다 보니 나는 세 가지 바우처 모두 승인을 받았음에도 서류 작업이 너무 까다로운 바우처 하나는 제외하고 두 개만 운영하고 있다.

이외에도 바우처서비스를 하면 모든 치료를 전용 단말기로 실시간 결제해야 하는데 시스템적으로나 시간적으로나 매우 번거롭다. 보호자들이 바우처 카드를 깜빡하고 가져오지 않을 때는 비용을 받을 수 없고, 이때마다 서비스 제공기관이 카드 미결제 사유서를 써야 한다는 문제도 있다. 카드 관리의 책임은 사용자에게 있으나 실질적으로는 기관이 책임을 지는 셈이다. 이 때문에 원칙적으로는 불법이지만 바우처 카드를 치료실에 놓고 다니게 하는 치료실도 꽤 있는 것으로 안다. 운영자가 모든 것을 떠안아야 하는 지금의 상황이 변하지 않는다면 이런 일은 계속 벌어질 수 있다고 본다.

+++

매년 정부와 기관이 간담회를 통해 바우처 사용의 문제점들을 개선해나가고는 있지만 여전히 갈 길은 멀다. 치료가 꼭 필요한 아동에게 경제적인 도움을 줄 수 있는 제도인 만큼, 이런 서류 작업이나 시스템적 번거로움으로 치료사들이 불필요한 시간을 소비하는 대신 치료사가 아이에게 실질적으로 도움이 되는 치료를 준비할 수 있도록 현실적으로 개선된다면 더 많은 아이와 그 부모들이 제도의 혜택을 받을 수 있게 될 것이다.

종합병원 및 중소병원
부설 언어치료실

병원에서 일하는 언어재활사는 재활의학과, 이비인후과, 신경정신과 등에 소속되어 영아부터 청소년, 성인까지 전 연령을 대상으로 언어치료를 하게 된다.

병원에서 일하는 언어재활사는 보통 정규직이나 계약직으로서 전일제로 근무한다. 새내기 언어재활사의 초봉은 (현재 올라오는 구인공고를 참고하면) 대부분 3,000만 원 전후에서 시작해 4,000만 원 초반 정도라고 보면 될 것 같다. 물론 초봉 4,000만 원 이상은 서울에 있는 서너 군데의 대형병원 사례다 보니 통상적으로 생각할 수 있는 급여는 아니다.

병원도 사설 치료실처럼 케이스별로 일하는 시간제 근로자를 뽑기도 한다. 병원에서 음성평가, 아동언어발달평가, 성인언어평가를 주로하는 시간제 근무 자리는 치료비에 비해 평가비용이 높아서 급여가 높은 편이다. 다만, 시간제 근무는 환자가 당일에 예약을 취소해도 별다른 제재가 없다 보니 수입이 매우 불규칙할 수 있다.

치료보다는 환자의 진단을 담당하는 종합병원과 달리, 진단 후에 장기적 치료를 담당한다는 면에서 중소병원의 언어치료 업무는 사설 언어치료실과 비슷하다. 다만 부설 치료실에서 일할 때도 환자의 의료기록을 살펴보고, 의사와의 의사소통을 원활히 하려는 노력은 필요하다. 병원에서 일하는 언어재활사는 광범위한 의료체계에 적용되는 임상적인 의학지식들을 갖추는 것은 물론이고 의사, 간호사 혹은 다른 임상전문가와의 협력도 매우 중요하다. 또한 근무환경에 필요한 의료적 지식과 진료기록 및 치료 내용을 숙지하는 것도 필요하다.

병원에서는 아동뿐 아니라 다양한 연령의 환자들을 만나게 된다. 아동 환자의 경우 발달지연, 자폐, 단순언어지연, 조음장애 등 사설 언어치료실에서 주로 볼 수 있는 증상뿐 아니라 뇌성마비, 신드롬, 청각장애, 구개파열처럼 반드시 의료진과의 협업이 필수적인 증상도 가지고 있다. 성인 환자의 경우 음성장애와 뇌손상으로 인한 말-언어지연 증상을 가지고 있다.

병원에서 일하는 언어재활사에 대해서는 앞에서도 자세하게 다루었으니, 이번에는 최근 이슈가 되고 있는 의료보험과 실비보험에 대한 내용을 살펴보려고 한다.

실비보험과 국민건강보험

　최근 1~2년 사이, 중소 개원 병원에서 운영하는 언어치료실이 급속도로 늘어났다. 병원 내 치료실이 증가하는 이유는 언어치료비의 실비보험 적용 때문이다. 언어치료가 실비 보장이 된 것은 최근의 일은 아니지만 예전에는 언어치료가 대중화되지 못한 탓에 수요가 많지 않았고, 따라서 다른 수입원이 많았던 의사들은 개원할 때 언어치료로 얻는 수익을 염두에 두지 않았다. 사용자들 또한 언어치료를 실비로 받는 것에 다소 익숙하지 않았던 것도 개원 병원에 언어치료실이 많지 않았던 요인 중 하나였다.

　지난 10년 동안 언어재활사들의 지속적인 노력으로 언어치료가 예전보다 대중화되었고, 치료를 최소한으로만 받으려던 초기의 분위기와는 달리 필요한 만큼 적극적으로 치료하려는 의식의 변화가 일어났다. 문제는 사설 치료실에서 필요한 만큼 치료를 다 받기에는 너무 큰 비용이 든다는 것이다. 그러다 언어치료의 대중화와 함께 개원 병원 의사들이 하나둘 병원 부설로 언어치료센터를 만들어 개원하기 시작했다. 당장 치료비 부담을 덜 수 있는 병원으로 수요가 몰리는 것은 당연한 현상이다.

　이에 따라 많은 언어재활사 인력도 병원으로 이동하고 있다. 바우처 서류 작업을 하지 않아도 되고 상대적으로 더 높은 보수를 주는 병원을 선호하는 것이다. 병원 언어치료는 실비보험이 적용되는 대신 1회 언어치료비는 6~10만 원 정도로, 1회에 4~6만 원 정도 수준에 그치는 사설 언어치료실에 비해 높아서 상대적으로 치료사에게 줄 수 있는 급여도 높다(최근에 구인난이 지속되면서 사설 치료실도 점차 비슷한 수준의 급여를 주기 시작하는 추세긴 하다).

언어치료에 대한 실비보험의 적용은 병원에서 일하기를 원하거나 개업을 염두에 두지 않은 언어재활사들에게는 희소식일 수 있다. 정부에서 언어치료 비용의 국민건강보험화를 추진하면서 이러한 흐름은 가속되고 있다.

▌보험 확대 적용으로 인한 문제

실비보험과 의료보험의 적용 및 확대는 소비자 입장에서는 매우 반가운 소식이고 이미 보험 적용이 활발한 다른 선진국의 사례를 보더라도 긍정적인 일이다. 반면 치료실을 운영하는 운영자로서는 매우 어려운 상황이 아닐 수 없다.

언어치료 대상자들이 사설 언어치료실에서 병원으로 점점 더 빠르게 이동할 것이고 이미 서울을 중심으로 그 경향은 심화되고 있다. 그래도 실력 있는 치료실은 경쟁에서 살아남겠지만 이런 추세가 계속된다면 앞으로는 언어재활사가 사설 언어치료실을 개업하는 길이 아예 막혀버릴 수도 있다.

물론 사설 언어치료실을 중심으로 언어치료가 이루어지는 지금도 문제는 있다. 바우처제도가 활성화되면서 준비가 채 되지 않은 언어재활사들이 치료실을 개원했던 것도 사실이다. 언어치료의 질과 무관하게 바우처 사업을 하면 쉽게 대상자들이 모집되다 보니 안일하게 운영되는 치료실도 없지 않다.

실비보험이 긍정적인 변화를 가져올 수도 있다. 자율경쟁을 통해 언어치료서비스의 개선이 이뤄질 수 있을 것이다. 하지만 동시에 언어치료에 대한 지식이 별로 없는 의사들이 실비에 의존해 무분별하게 개원하고 있는 것도 사실이다. 이런 병원 중에는 필요하지 않은 언어치료를 과잉 처방하는 사례도 적지 않다. 그러자 병원의 과잉 처방에 보험 업계가 제동을 걸기 시작했다. 몇 달 전만 해도 실비를 청구하기만 하면 치료비가 지급됐지만 청구가 급속도로 늘면서 점차 보험심사가 강화되고 있으며, 아동의 나이나 치료받은 기간에 따라 보험 지급을 제한하기도 한다.

▌언어치료비의 국민의료보험 적용 이슈

또 다른 이슈는 바로 언어치료비의 국민의료보험 적용 문제이다. 현재 언어재활사는 보건복지부 소속이지만 꼭 병원에서 일하지는 않아도 되는 특수한 위치에 있고 그래서 치료실의 개업도 가능했다. 과거에는 물리치료사들도 개업할 수 있는 권한을 가지고 있었다. 하지만 법으로 병원 외에서의 물리치료가 금지되면서 모든 물리치료사들이 병원으로 들어가게 되었다. 10년, 20년씩 경력을 쌓고도 병원에서 박봉을 받는 물리치료사들은 가정방문치료를 하면서 수익을 충당하거나 일부 발달센터의 사설 치료실에서 일하고 있다.

언어치료가 국민의료보험 적용 대상이 된다면 실비 적용과 함께 모든 치료수요가 병원으로 몰리는 것은 물론이며 물리치료사, 작업치료사들처럼 언어재활사도 의료기관이 아닌 곳에서는 언어치료를 할 수 없게 될 수 있다. 이렇게 되면 사설 언어치료실 운영이 불법이 되고 언어재활사가 완전히 병원에 귀속되어서 독립적인 치료 권한을 상실하게 된다. 병원 외에는 갈 곳이 없는 언어재활사의 급여 또한 낮아지게 될 수 있으며, 소비자들도 매번 치료할 때마다 치료와 상관없는 의사 진료비를 부담해야 한다.

이런 문제 때문에 언어치료가 보험 적용의 대상이 되는 것은 당연하다고 생각하면서도 그로 인해 지금도 열악한 언어치료 업계가 더 큰 어려움에 빠지게 될 점이 우려된다. 현재 한국언어재활사협회와 보건복지부는 중증 장애인의 언어치료에만 국민의료보험이 제공되는 것으로 타협점을 찾아가는 분위기이지만, 수많은 이익집단이 충돌하는 이 사안이 어떻게 정리될지는 미지수이다.

▌외국의 사례로 본 해결 방안

의료보험 적용으로 혜택을 받을 수 있는 사용자와 직업의 생존을 위협받는 언어재활사 사이에 해답이 없는 것은 아니다. 언어재활사의 권익이 어느 나라보다 우대받는 미국에서는 보험제도와 치료사의 독립권 사이에서 어떤 해법을 내놓고 있을까? 미국의 언어재활사도 병원과 사설 클리닉 모두에서 일하고 있고, 언어치료비는 사보험(한국의 실비보험에 해당)과 국가가 지원하는 의료보험 양쪽에서 지원받을 수 있다. 이것이 가능한 이유는 사설 클리닉에서 이뤄지는 치료도 사보험과 국가가

지원하는 의료보험 양쪽에서 보상받을 수 있기 때문이다. 물론 미국의 보험제도에도 제약은 있다. 사보험은 보험회사가 지정한 치료실에서만 치료받을 수 있고 의료보험 역시 횟수에 제한을 두고 있다.

현재 우리나라는 병원이 아닌 곳에서의 치료는 보험 적용을 받을 수 없다. 게다가 병원 외에서 행해지는 치료에 보험을 적용한다는 것은 비단 언어치료만 걸려 있는 문제가 아니다. 작업치료사, 물리치료사 등 개업권을 빼앗긴 모든 직종이 걸린 문제이다. 따라서 한국에 이런 제도를 도입하려면 의료업계를 통째로 뒤집어엎는 법정 공방이 벌어질 수도 있다.

현재 정부와 의사 그리고 한국언어재활사협회, 대학교수들 그리고 언어재활사 개개인이 각자의 입장을 위해 투쟁 중이다. 혹자는 의료보험 적용과 함께 이 업계의 취업률이 급속도로 늘 것으로 전망해 호재라고 하고, 혹자는 언어재활사란 직업이 개업권을 빼앗기고 병원에 예속된 다른 치료 직종처럼 병원을 영원히 벗어나지 못하게 될 것이라며 한탄하기도 한다. 5년 넘게 이어지고 있는 이 긴 논쟁이 어떻게 결말지어질지 지금으로서는 예측하기 어렵다.

+++

나는 치료가 필요한 대상자들에게 더 많은 혜택이 제공되기를 바라고, 모든 이들이 원하는 치료를 잘 받아서 더 좋은 결과를 얻을 수 있기를 바란다. 그리고 그런 대상자들을 치료하는 언어재활사에 대한 생존과 발전 또한 정부가 함께 고민해야 할 문제라고 생각한다. 정부가 만일 언어치료의 의료보험 도입 문제를 일방적으로 결정하기 전에 이로 인한 이익집단 간의 충돌과 문제점 그리고 선진국의 해결 방안 등을 충분히 검토하고 추진했다면 이런 불필요한 갈등은 일어나지 않았을 것이다.

의료보험 문제는 지금 일하고 있는 치료사들뿐 아니라 앞으로 언어재활사가 될 모든 이들에게도 매우 중요한 사안이라고 생각한다. 언어재활사가 되고 싶어서 이 책을 읽고 있는 모든 이들도 함께 이 일에 대해 고민하고, 더 좋은 제도를 만들기 위해 힘을 보태자고 말하고 싶다.

복지관 및
다문화가족지원센터

복지관

　전국적으로 복지관에서 일하는 언어재활사의 수는 사설 언어치료실에 이어 두 번째로 많다. 복지관은 크게 장애인복지관과 사설 복지관으로 나뉜다. 복지관은 주로 시·군·도에서 운영하거나, 법인이 설립하더라도 대부분 지방 정부의 보조비로 운영된다. 기본적으로 복지관은 수익을 낼 목적이 아니라 국민에게 필요한 복지서비스를 제공하기 위해 운영되므로 복지관에서 일하는 언어재활사는 다른 기관에서 일하는 이들과는 조금 다른 위치에 놓이게 된다. 언어치료서비스를 제공한다는 기본적인 직무는 같지만, 복지관에서 일하는 언어재활사는 대상자에게 제공되는 치료 외의 전반적인 복지서비스도 함께 고려해야 한다.

치료가 필요한 대상자의 상태가 호전되기 위해서는 언어재활사가 자신의 치료만 열심히 한다고 되는 게 아님을 경력이 쌓일수록 절감하게 된다. 가정에서의 언어 사용, 부모님의 양육 방식 등 다양한 문제가 함께 해결되어야 한다. 그런 면에서 보호자가 치료에 의지가 있어도 집안 사정상 혹은 개인의 여건상 해결하기 어려운 문제를 가진 분들과 상담할 때는 사설 기관의 언어재활사로서 한계를 느낄 때가 많다. 아무리 치료가 잘 된다고 해도 이런 기본적인 문제들이 가정에서 해결되지 않으면 개별 언어재활사로서는 더 할 수 있는 게 없기 때문이다.

하지만 복지관에서는 사회복지사나 상담심리사와 같은 다른 전문가들과 함께 장애 아동 가족지원, 유치원 내 생활관찰, 경제적으로 어려운 가정과 후원기관의 연결, 장애 아동 부모 자조모임, 부모 교육 등 영리 기관에서는 어려운 실질적인 도움을 줄 수 있다.

내가 잠시 일했던 복지관은 한국에서도 매우 훌륭한 진단 프로그램을 운영하는 곳이었다. 사회복지사, 의사, 특수교사, 놀이치료사, 언어재활사 등이 한 팀으로 움직이며 의료적 문제, 가정에서의 문제, 어린이집과 유치원에서의 문제, 언어의 문제, 양육의 문제 등에 전반적으로 접근해 장애 아동의 문제를 해결해나가는 진단 프로그램을 운영했다. 발달지연 아동을 둔 부모님 사이에서 이 복지관의 프로그램은 꽤 유명했고 서비스를 이용하려는 이들로 항상 긴 대기가 있었다.

이처럼 복지관에서 일하는 언어재활사는 치료뿐 아니라 복지관이 제공하는 서비스의 사업 방향성과 특성을 잘 이해해야 한다. 아동들의 생애전환시기*에 필요한 기능적 언어에 대한 접근과 더불어 언어지연을 가진 아동의 지역사회 적응을 돕고, 유치원이나 어린이집 등을 방문해서 조기 언어개입이 필요한 대상자를 선별하는 등 복지관에서 일하는 언어재활사의 역할은 영리기관과는 구별된다. 아동에게 제공되는 복지 전반에 관심이 있고 이러한 사회서비스에 대한 열정이 있다면 학교 졸업 후에 복지관에서 근무하는 것을 고려해도 좋을 듯하다.

복지관을 방문하는 언어치료 대상자는 주로 의사소통 문제가 있는 아동 및 청소년, 중증외상장애인, 신경언어장애를 가진 성인 환자, 청각장애인 등이다. 장애인복지관은 뇌성마비 전문 복지관, 청각장애인 복지관, 시각장애 아동 복지관처럼 한 가지 장애만 전담해서 수용하는 곳도 있고, 사설 치료실처럼 대상에 특별한 제한을 두지 않는 복지관도 있다. 복지관은 정부기관의 지원을 받거나 시·군·도에서 운영하기 때문에 사설 치료실이나 병원에 비해서 서류 작업이 많은 편이며, 관내 기관에서 받아야 하는 의무교육과 회의도 많다.

복지관에서 일하는 언어재활사 또한 기본적으로 정규직, 계약직 그리고 시간제 근로자 등으로 나눌 수 있다. 복지관 소속 언어재활사는 주 40세션(치료 한 번을 1세션으로 계산함)의 치료가 일반적이라고 한다. 정

* 유치원에서 초등학교, 초등학교에서 중·고등학교로 넘어가는 시기.

규직과 계약직은 9시부터 6시까지로 근무시간이 정해져 있고, 시간제 근로자는 사설 언어치료실과 유사하게 치료가 있을 때만 근무하면 된다. 주로 정규직이나 계약직이 하는 치료는 3만 원 미만의 저렴한 가격으로 대상자에게 제공되며, 시간제 근로자는 사설 언어치료실과 같이 바우처서비스를 제공하는 경우가 많다.

복지관의 언어치료 비용은 이렇듯 정부나 시·군·도의 보조 때문에 매우 낮게 책정된다. 이런 까닭에 내가 일했을 때만 해도 복지관 소속 언어재활사의 급여가 매우 낮았다. 현재는 어떤지 한 사회복지사 선생님께 여쭤보니 초봉 3,000만 원 초중반 수준으로 사설 치료실과 비슷한 경우도 있었다. 이를 기준으로 지방이나 재정이 다소 충분하지 않은 복지관까지 고려하면 복지관에서 일하는 언어재활사의 초봉은 보통 2,000만 원 후반대부터 시작하지 않을까 한다.

시간제 근로자도 다른 기관에 비해 급여가 크게 낮지 않다. 복지관이 이익을 남기지 않고 치료비 전체를 치료사들의 급여로 쓰는 경우도 꽤 있기 때문이다. 예전에는 낮은 급여로 인해 선호되는 직장은 아니었던 복지관이 지금은 정년과 육아휴직 그리고 추가근무수당 등이 보장되는 안정적인 직장으로 인식되고 있다.

하지만 최근 복지관의 운영 방향이 제도권 밖에서 사회서비스를 받지 못하는 중증 장애인의 삶을 지원하는 쪽으로 바뀌는 추세다 보니 차츰 직접적인 치료를 제공하는 방식은 줄여나가고 있다. 이미 사설 치료실, 병원 등 치료를 받을 수 있는 곳이 많으니 복지관은 다른 기관에서 하기 어려운 서비스에 집중하려는 것이다. 그래서 최근에는 복지관의 정규직 언어재활사가 퇴직하면 새로운 사업에 필요한 다른 인력으로 대체하거나, 바우처로 치료하는 시간제 치료사를 뽑는 것으로 바뀌는 추세라는 점도 참고하자.

다문화가족지원센터

복지관과 유사한 형태의 기관으로 다문화가족지원센터가 있다. 다문화 가족은 결혼 이민, 귀화 등으로 대한민국 국적을 취득한 자로 구성된 가족으로 정의된다. 최근 해외 이주 인구가 늘어남과 동시에 국제결혼 사례도 늘어나면서, 가정 내에서 두 가지 언어를 사용하거나 양육자의 언어가 한국어가 아닌 환경에서 자란 아이들이 증가했다. 2019년도 행정안전부 자료에 따르면 다문화 가족의 자녀 수는 264,626명[*]이라고 하니 현재는 더욱 증가했을 것이다. 이런 다문화 가정에서 자란 아동 중에는 한국어보다 다른 언어에 능숙하거나, 양쪽 언어 모두에서 언어지연이 있는 경우도 있다. 이 아동들의 언어 문제를 포함한 다양한 문화적 문제에 대한 지원을 하는 곳이 다문화가족지원센터이다.

다문화가족지원센터의 언어지원은 여성가족부에서 한국건강가정

[*] 출처: 다문화가족지원포털 다누리(https://www.liveinkorea.kr)

진흥원에 위탁해 추진하고 있다. 이곳에서 일하는 언어재활사는 다문화언어발달지도사라는 별도의 이름으로 불린다. 초기에는 다문화언어발달지도사의 자격 요건이 다소 모호하여 유사 전공을 한 사람을 뽑기도 했지만 현재는 언어재활사 중에서만 뽑는 것으로 바뀌었다. 또한 과거에는 시간제 근로자를 주로 채용했다면 현재는 센터에 소속되어 공무원은 아니지만 여성가족부 소속 9급 공무원보다 조금 높은 수준의 급여를 받는 곳이 많으나 센터마다 약간의 차이는 있을 수 있다. 급여가 높지는 않지만 매년 호봉이 올라가고 육아휴직도 보장받을 수 있으므로 안정적인 직장을 추구한다면 생각해볼 만하다.

얼마 전에 다문화가족지원센터에서 내게 강의 의뢰를 해와서 그곳의 언어재활사를 만나 이야기할 기회가 있었다. 다문화언어발달지도사는 복지관에서 일하는 언어재활사들과 마찬가지로 언어치료는 물론 치료 외적인 업무도 병행해야 한다고 한다. 센터에서 열리는 행사에 참여하거나 각종 보고문서를 정리하고, 외국에서 온 어머니들을 위한 교육을 계획하는 일까지 모두 그곳에서 일하는 언어재활사의 업무에 들어간다. 한국어로 해도 어려운 강의를 센터 요청으로 외국인 어머니들 대상으로 하려니 진땀이 다 났기에 이곳에서 일하는 언어재활사들의 고충이 느껴졌다. 두바이에서 일할 때 현지인들과 소통이 잘 되지 않아 느꼈던 답답함이 떠오르기도 했다.

기타 기관

육아종합지원센터에서도 시간제 근로 형태로 언어재활사를 채용해 언어치료실을 운영하기도 하며, 어린이집과 유치원 등에서 파견 근무 형태로 언어재활사를 채용하기도 한다. 또한 대학교 부설 언어치료실에서 일할 수도 있고, 각 시·도·군 교육청의 특수교육지원청에서 공무원으로 일하면서 치료와 바우처서비스기관에 대한 감독 업무를 할 수도 있다.

대학교수직

내가 대학원에서 공부하던 시기만 해도 언어병리학과가 개설된 대학이나 언어재활사를 교육하는 기관이 전국을 통틀어 10여 곳밖에 되지 않았다. 그때 교수로 일하던 분들도 임용되신 지 그리 오래되지 않아서 내가 대학원을 졸업한 후 언어치료학과 혹은 언어병리학과의 교수가 된다는 건 요원한 일로만 보였다.

내가 졸업하고 몇 년이 지난 후부터 언어치료 과정을 개설한 대학과 대학원이 급속도로 늘어났다. 그때 선견지명을 발휘해 박사 과정을 밟거나 해외로 유학을 갔던 대다수 선생님이 현재 대학교수로 재직하고 있다. 언어치료 현장의 인력은 여전히 부족한 상황이라서 앞으로도 언어치료 관련 학과는 늘어날 것으로 생각한다.

다른 분야와는 다르게 언어병리학과 교수는 해외파를 우선시하지도 않아, 아직은 많은 국내파 언어재활사들에게 교수직의 기회가 열려 있다. 임상보다는 연구와 가르치는 데 관심이 더 크다면 학생 시절부터 차근차근 준비해야 한다. 실제로 처음부터 교수직을 목표로 석사 과정 때부터 준비하는 이들이 많아졌다.

교수직을 염두에 둔다면 석사 과정을 마치고 바로 취업하기보다는 박사 과정을 밟는 것이 가장 좋은 방법이다. 연세대학교의 경우 학제를 바꿔서 교수직과 연구직을 양성하기 위한 석·박사 통합과정을 개설했다. 하지만 박사 과정을 밟는다고 해도 역시 임상을 모르고는 가르칠 수 없는 전공이므로 학업을 하면서 시간제 근무 형태로 임상을 병행하거나, 1~2년 정도 임상에 있다가 박사 과정을 밟는 이들도 많다. 물론 오랜 임상 경험을 가지고 교수가 된 이들도 있다. 개인적으로는 임상에 오래 몸담았던 사람들이 교수가 되었을 때 좀 더 많은 부분에서 현실적인 지도를 해줄 수 있다고 생각한다.

만일 교수직에 관심은 있지만 당장 학업을 해나갈 수 없어서 일하고 있는 중이라면, 꾸준히 학회지에 논문발표를 하며 시간강사 자리에 도전해보는 것도 좋다. 박사 과정을 하게 되면 자연히 교수 추천으로 시간강사를 하게 될 수도 있겠지만 석사 졸업만으로는 노력이 다소 필요한 것은 사실이다. 예를 들어 실습지도 교수직 같은 자리는 경력이 많은 석사 중에서 뽑는 사례도 종종 있으니 꾸준하게 논문 실적을 쌓으면서 준비하면 좋겠다. 나 역시도 이런 자리에 지원했다가 학회지에 논문발표 경력이 없는 사실을 지적받은 적이 있다.

교수라는 직업에 막연한 환상을 가지는 이들이 많다. 강의 몇 개만 하면 나머지 시간을 자유롭게 보낼 수 있을 것 같지만 사실 교수는 잡무가 많고 부지런해야 하는 직업이다. 강의는 당연한 의무 중 하나며, 여기에 연구 실적과 논문 실적도 내야 하고, 대학 역량평가 준비도 해야 하며, 산업협력연구과제도 따서 수행해야 한다.

그 밖에 과를 운영하고 행사를 준비해야 하며, 과에 들어올 신입생을 유치하는 일도 해야 한다. 지방대의 경우 지역 인구가 크게 줄어들면서 학생 수도 줄어들고 있기에 신입생 유치 업무는 특히나 중요하다. 졸업생은 모두 국가고시를 통과해야 언어재활사로 일할 수 있으므로 전 학생이 언어재활사 국가고시를 무사히 통과할 수 있게 돕는 것도 교수의 중요한 업무 중 하나다. 또한 학생들이 치료를 관찰하거나 실습할 수 있는 기관을 섭외하는 일도 해야 한다.

예전에는 취업할 곳이 한정적이어서 교수가 취업 자리를 부탁하는 일도 해야 했는데, 그나마 요즘은 취업 걱정이 줄어들면서 이런 업무에서는 벗어나게 됐다고 한다.

전임교수의 연봉은 최소 4,000만 원에서 최대 7,000만 원까지 다양하다. 처우가 좋지 못한 교수직의 급여는 치료실에서 받는 급여보다도 낮을 수 있지만, 나이가 들면 일주일에 30세션 이상 이뤄지는 치료가 체력적으로 버거워져서 경력 많은 언어재활사 중에 교수직으로 전향하는 사례가 꽤 된다. 적은 급여를 받더라도 교수가 되면 많은 치료로부터 자유로울 수 있고, 1년에 두 번 있는 방학, 정년 이후 사학연금을 받을 수 있다는 매력적인 조건도 한몫한다.

더구나 대학에서 주는 월급만이 교수직 수입의 전부는 아니다. 교수로 겸직하면서 부설 연구소를 운영하기도 하고, 자문위원으로 활동하거나, 특수교육학과 혹은 심리학과 등에 외부 강연을 나가기도 한다. 그 밖에 G2 사업단 강의, 국가고시 회의, 도서 출간, 협회 운영위원 활동 등을 하면서 추가적인 수익도 낼 수 있다.

교수직에는 전임교수 외에 초빙교수와 시간강사도 있다. 초빙교수는 한 학교에서 9학점 이상의 수업을 진행할 수 있고, 시간강사는 9학점 이상의 수업을 맡을 수 없다는 차이가 있다. 전임교수가 아닐 경우 주로 치료실을 운영하거나 기관 근무를 병행하는 편이다. 일반적으로는 바로 전임교수가 되는 행운은 잘 없고, 초빙교수나 시간강사로 일하면서 경력을 쌓다가 전임교수 자리가 나면 채용되는 형식이 많다.

대학교수직은 가르치는 것과 연구개발에 더 뜻이 있는 이들이 맡아야 한다고 생각한다. 아직도 한국 언어치료의 발전을 위해 정리하고 연구할 것이 많다. 장애별 전공책도 부족하고, 개발되지 않은 검사 도구들도 있다. 지금도 현장에서는 20년 전에 나와 타당도가 높지 않은 검사 도구를 쓸 수밖에 없다. 이런 검사 도구를 개정하는 것이야말로 교수들과 연구원들이 해주어야 하는 중요한 일이다.

이외에도 장애별 검사 도구도 더 나와야 하고 새로운 치료법에 대한 연구도 필요하다. 요즘은 학교가 아닌 사설 언어치료실 또는 언어재활

사 개인이 치료 도구를 만들거나 책을 내는 사례도 많아졌지만, 학계의
긴 연구가 필요한 분야가 분명히 존재한다.

가까운 미래의 직업적 변화
그리고 비전

학교 근무

언어재활사가 진출하지 못한 분야 중에서 가장 가까운 미래에 일하게 될 곳이 바로 학교다. 외국에서는 유치원부터 언어재활사가 배치되어 언어치료 대상자를 선별하거나, 사설 치료실 또는 병원에서 언어치료를 받기 어려운 학령기 아동의 언어치료를 담당하고 있다. 현재 한국언어재활사협회에서는 국회 간담회를 통하여 학교에 언어재활사가 의무적으로 배치되도록 제도적인 추진을 계속하고 있다.

현재도 어린이집, 학교 등에 교육청 순회교사로 언어재활사가 파견되거나 방과후교실에서 시간제 근무 형태로 언어재활사를 채용하고는 있지만 처우가 좋지 않아 선호되는 편은 아니다. 학교에 언어재활사가 의무 배치되면 정식 교직원으로 인정되어 일하게 될 가능성이 크다. 물론 이런 제도가 정착되기 위해서는 해결되어야 하는 문제가 많겠지만, 머지않은 미래에는 많은 언어재활사들이 진출하고 싶은 근무처 중 하나로 학교가 꼽히게 될 것이다.

학교 환경에서 언어재활사가 만날 수 있는 언어치료 대상은 학령기 이전에 치료받지 못해 언어지연이 있거나, 언어치료를 받았음에도 언어발달이 완전한 정상 수준에 이르지 못한 아동들이다. 이 아동들은 대개 학령기로 접어들면서 학습장애 혹은 학습지연, 난독증과 같은 문제에도 직면한다.

우리나라의 언어치료는 주로 일상생활 언어의 치료에 집중되어 있다. 따라서 학령기 아동이 겪는 학습언어에 관한 연구와 치료법은 아직 더 연구되어야 할 분야다. 학령 전기에 언어치료실을 다니면서 정상 발달과 비슷한 수준으로 언어발달이 이루어진다 해도, 학령기에 학습이나 그룹 활동에서 어려움을 갖는 경우가 많이 발생하는 것이다.

학령기라는 특수성 때문에 언어치료가 필요한 아동이 언어치료실을 이용하기 어려울 수 있고 혹여 치료를 계속하더라도 학교 내에서 학습 과정을 모니터링하면서 함께 중재할 수 있도록 학교 내 언어치료서비스의 역할은 중요하다. 또한 장애 아동들이 재학하는 특수학교에도 언어재활사가 상주하면서 특수교사와 함께 아동들의 언어와 학습을 함께 모니터링해야 한다. 따라서 시간제 근무나 순회교사 형태로 언어재활사가 매년 바뀌는 제도에서는 효과적인 학령기 언어 중재가 이루어지기 어렵다. 하루빨리 제도적인 장치가 마련되어 학교 내에 언어재활사가 배치되어야 하는 이유다.

콘텐츠 제작

내가 이 일을 처음 시작했을 때만 해도 언어재활사의 일은 대상자를 직접 치료하는 것이 전부라고 생각했다. 이미 40년이 넘는 한국 언어치료의 역사에서 이 업계는 언어치료를 보급하고 대중화하는 데 많은 노력과 시간을 들여왔다. 대부분의 언어재활사가 공감하겠지만 이제는 한국의 언어치료가 새로운 단계로 나아가야 할 시점이다. 향후 언어치료의 발전을 위해서는 치료뿐 아니라 언어치료 콘텐츠의 개발, 서비스 형태의 발전 그리고 언어치료의 학문적 발전을 위한 임상과 학계의 협력이 필요한 시점에 다다랐다.

내가 처음 언어재활사가 되어 치료를 시작했을 때는 장난감도 도구도 한정적이었다. 치료를 준비할 때마다 종이를 접고, 그림을 그리고, 코팅하고, 심지어 직접 두꺼운 종이로 도구를 만들어도 봤다. 나뿐 아니라 당시에 언어치료를 했던 선생님 대부분이 그랬을 것이다. 지금도 내일 있을 언어치료 자료를 만들기 위해 늦게까지 남아 일하는 선생님들이 있다. 밤 10시까지 퇴근하지 못하고 코팅 작업을 하다가 울면서 언어재활사의 삶을 한탄했다던 한 선생님의 글을 인터넷 카페에서 본적 있다. 이런 분들은 자신이 맡은 아이에게 딱 맞는 치료를 하기 위해 부단히 노력하는 훌륭한 치료사들이다. 그러나 충분한 도구와 자원이 제공된다면 치료하느라 바쁜 치료사가 이런 부담까지 짊어질 필요는 없을 것이다.

또한 치료받는 아이를 둔 부모님들도 요즘은 집에서 아이를 도울 방법이 없을지 많은 고민을 한다. 실제로 내가 운영하는 유튜브 영상에 이런 고민을 담은 질문들이 댓글로 달리기도 한다. 특히나 코로나19 사태로 치료를 중단하거나 치료실에 꾸준히 가지 못하는 아이들이 늘면서 가정교육으로 조금이라도 아이에게 도움을 주려는 부모님들이 많다. 이제는 치료하는 언어재활사도 당연히 있어야 하지만, '콘텐츠를 만드는 언어재활사'도 필요한 시기이다.

요즘은 예전보다 다양한 장난감이 나와서 '꼭 직접 만들 필요가 있나?' 싶기도 하겠지만, 기존의 장난감들은 언어치료실에서 사용하기에 조금 아쉬운 부분이 있거나 때로는 활용하기가 아예 불가능할 수도 있다. 누르면 소리가 나는 장난감은 아동들의 흥미를 끌기에는 충분하지만 때로는 아동이 치료에 집중을 못 하고 계속 눌러대는 통에 치료를 방해하기도 한다. 소리로 아동들의 흥미를 유발하면서도 치료사가 말을 유도할 때는 적절하게 소리를 멈출 수 있는 장치가 하나만 들어가 있어도 더 효과적인 치료를 할 수 있다.

그래서 나는 토스터 장난감 하나를 살 때도 몇십 개의 토스터 장난감 기능을 일일이 확인한다. 타이머를 쉽게 돌릴 수 있는지 없는지, 타

이머가 돌아가는 동안 소리가 나는지, 타이머가 돌아가는 시간은 적당한지 등 점검할 것이 많다. 내 유튜브 채널에서 언어치료에 활용하기 좋은 장난감을 소개하면 그 제품은 이내 품절될 만큼 인기를 끌기도 한다. 그만큼 장난감은 많지만 모든 장난감이 치료에 딱 맞춰 쓸 수 있는 건 아니다.

나도 만일 누군가 치료에 딱 맞는 토스터를 만들어준다면, 그래서 치료를 더 잘할 수만 있다면 가격이 좀 높아도 구매할 것 같다. 혹여 내가 디자인한 토스터 장난감을 만들어줄 공장만 섭외할 수 있다면 당장 제작을 의뢰하고 싶다. 실제로 공장을 운영하는 지인분에게 직접 문의한 적도 있다. 하지만 장난감 하나를 제작하기 위해서는 거푸집을 만들어야 하는데 이 비용이 커서 장난감 몇천 개를 생산한다는 계약 없이는 공장을 가동하기 어렵다는 답변을 받았다. 직접 장난감을 제작해본 한 치료사분의 말을 들어보니 역시나 이런 문제로 단가가 맞지 않아서 현재 장난감 제작 쪽은 포기하셨다고 한다.

이런 이유로 나중에 자본을 모은 후에 장난감 제작 사업을 해보려 했는데, 요즘은 3D 프린터가 발전하면서 나의 상상이 현실이 될 날들도 곧 오지 않을까 하고 기대한다. 앞서 언급했던 것처럼 내가 출시할 언어치료 앱이 어느 정도 수익을 낸다면 그다음은 치료사들이 직접 사용할 수 있는 장난감을 3D 프린터로 거푸집 없이 제작하게 될지도 모른다.

장난감 외에도 특수한 치료 목적으로 제작된 도구를 써야 할 때도 있다. 호흡 연습을 위해서 호호 불면 공이 위로 올라가는 도구라든지, 구강 운동을 위한 숟가락, 목소리를 크게 내면 캐릭터가 반응하는 소프트웨어 등과 같이 이미 개발된 도구가 있지만 대부분 외국 제품들이다. 그래도 최근 5~6년 동안 한국에서 제작된 도구들이 늘고는 있지만 주로 단어 카드나 보드게임 혹은 소프트웨어에 국한되었고 장난감의 형태나 특수목적으로 된 실물 도구들은 많지 않은 것으로 알고 있다.

출판과 강의

내가 우연한 기회에 책을 내게 되었듯이 언어치료 관련 책을 출간하는 언어재활사들이 늘어나고 있다. 앞으로는 이런 기회가 더욱 활발해질 것이다. 이전까지 출판은 박사 학위를 받거나 교수가 된 다음에야 가능한 영역으로 여겨졌다. 물론 대학 차원에서 좀 더 오랜 연구를 통해 내야 하는 책들이 있고, 그런 공식적인 연구를 바탕으로 한 언어치료 교재들도 더 나와야 한다.

오랫동안 학계에서는 그리 활발하게 책이 나오지 않았지만 언어치료 정보에 대한 대중의 수요는 많아졌다. 현직 언어재활사들이 책을 출판하게 된 계기는 바로 이런 수요와 공급의 불균형에서 나오지 않았나 싶다. 나조차도 임상에서 알게 된 지식을 바탕으로 출간하고 싶은 책 주제가 3~4개 정도 있다.

현재 출간된 언어치료 관련 책들은 50권 미만이고 주제도 매우 한정적이다. 언어병리학이라는 학문의 크기에 비해 턱없이 부족한 수다. 만일 앞으로 학계에서 여러 책이 활발하게 출간되어 나온다 해도 여전히 임상에서의 풍부한 경험을 바탕으로 한 책들은 더 필요하다고 본다.

언어재활사가 설립한 회사, SLP's HOUSE에서는 출판사와의 계약을 통한 책 출간과 더불어 독립출판 형태로도 책을 내고 있으며, 언어치료 관련 유튜브 채널 중 하나인 '무지개샘언어치료' 운영자도 독립출판 형태로 몇 권의 책을 냈다. 모두 임상에서의 경험을 바탕으로 한 책들이다.

언어재활사들이 강의할 수 있는 기회도 더 많아졌다. 언어치료 관련 유튜브 채널을 운영하다 보니 가끔 언어치료에 대한 강의 의뢰가 들어오기도 한다. 현재 유튜브 채널을 운영하는 다른 언어재활사 선생님들 역시 강사로 많이 초청되고 있는 듯하다.

또한 전통적으로 협회에서 하는 보수교육은 적어도 박사 과정 이상을 밟은 선생님들만의 영역이었지만, 최근에는 임상 경험이 많은 석사 이상의 선생님들도 강의에 참여할 수 있는 제도를 도입했다. 나도 이 프로그램에 지원에서 보수교육 강의를 맡게 되었다.

유튜브나 블로그 활동을 통해 인지도를 쌓은 언어재활사들이 자체적으로 치료실에 세미나를 열어서 초보 치료사들이 언어치료에 관해 배울 수 있는 기회를 제공하는 경우도 있다.

회사 설립

▌언어치료 도구를 만드는 회사들

언어재활사가 설립하여 언어치료 도구를 만들고 있는 회사는 국내에 서너 곳 정도 있다. ㈜땡이샘, 봄비와씨앗, SLP's HOUSE 등이 그렇다. ㈜땡이샘은 단국대 교수를 중심으로 치료실 운영과 도구 제작을 함께하는 곳이고, 봄비와씨앗도 치료실 운영과 함께 도구를 제작하는 곳으로 별도의 쇼핑몰을 운영하고 있다.

SLP's HOUSE는 2013년에 개설된 인터넷 카페에서 출발했다. 언어재활사들이 각종 정보와 애환을 나누는 활발한 커뮤니티면서 각종 사설 언어치료실과 병원에서 구인·구직 정보를 올리는 곳이기도 하다. 카페가 성장하면서 사업자를 내고 언어치료 관련 도서를 출판하거나, 보드게임 및 언어치료 카드 등을 제작해 출시했다. 작년에는 '바르미'라는 모바일 앱도 개발했다.

이 회사의 인상적인 점은 신경언어, 아동 발달, 음성치료 등 각기 다른 분야에서 일하는 12명의 치료사가 협업으로 운영한다는 점이다. 이들이 모두 한 회사에서 일하는 것이 아니라 각자 다른 근무처에서 일하면서 근무 외 시간을 투자해 이런 성과를 냈다는 점이 놀라웠다. 카페 운영자분을 짧게 인터뷰할 기회가 있었는데, 나와 비슷하게 예전부터 도구 제작을 꿈꿔왔다고 하시며 앞으로는 인터넷상에서 이용할 수 있는 도구나 모바일 앱을 중심으로 사업을 해나갈 계획이라고 하셨다.

언어재활사가 언어치료 관련 앱을 개인적으로 제작하는 사례도 몇 년 사이에 늘고 있다. 또한 작년부터 한국언어재활사협회에서는 언어재활사와 출판사를 연결해서 치료 도구를 제작하는 사업을 추진하고 있다. 주로 카드를 중심으로 이루어지고 있지만, 사업이 좀 더 진행되면 장난감이나 실물 도구의 제작까지 그 범위가 넓어질 것이다.

외국에서는 단순히 도구 개발뿐만 아니라 이런 회사 안에서 언어재활사들이 함께 일하며 기획·연구부터 도구의 기능을 점검하는 논문발표까지 참여하고 있다. 이 책을 읽는 다음 세대 언어재활사들은 더 좋은 아이디어로 한국 언어치료의 새로운 도약을 만들어갈 것이라고 생각한다.

▮ 언어재활서비스를 제공하는 회사

앞서 몇 차례 소개한 언어발전소는 2020년에 설립되었다. 언어발전소는 ICT 서비스*를 기반으로 언어치료를 제공하는 스타트업이다. 종합병원에서 성인 언어치료를 담당했던 윤사라 이사와 KOICA에서 일하면서 사회 양극화 해소에 관심이 많았던 윤슬기 대표가 함께 설립했다. 주로 뇌졸중 등을 동반한 신경언어장애를 가진 20대에서 70세 사이의 성인들을 대상으로 언어치료를 집에서 화상으로 받는 서비스를 제공하고 있다. 언어발전소는 2021년 한국콘텐츠진흥원의 창업발전소

---

* 'Information and Communication Technologies'의 약자로 정보통신 신기술을 기반으로 하는 서비스를 말한다.

에 '콘텐츠 소셜벤처'로 선정되기도 했다. 온라인 치료라는 점도 혁신
적이지만 한국에서 언어치료서비스가 병원이나 치료실이 아닌 기업 차
원에서 제공되는 최초의 사례가 될 것이다.

언어발전소가 사설 언어치료실이나 병원과 가장 다른 점은 온라인
기반의 서비스를 제공한다는 것뿐 아니라 경영전략부, 언어재활사업
부, 서비스 기획, 개발 등을 담당하는 부서가 각기 존재해 조직적인 차
원에서 언어치료서비스를 제공할 수 있다는 점에 있다. 재원과 자원이
부족한 사설 언어치료실과는 다르게 대상자들에게 좀 더 체계적인 서
비스를 제공할 수 있는 새로운 형태의 사업이 될 것이다. 새로운 사업
을 추진하고 싶어도 투자를 유치할 수 없는 사설 언어치료실 운영자로
서는 자금의 한계가 가장 큰 걸림돌이 되는 것이 사실이다.

아직 바우처나 의료보험 등과 연계되지는 않지만 퇴원 후 병원에 통
원하기 어렵고 사설 언어치료실 등에서 서비스받기도 어려운 신경언어
장애 환자들에게는 매우 필요한 서비스이다. 국내에서 최초로 시도된
사업이다 보니 임상적 데이터의 부족 등 여러 가지 어려움이 있긴 하
다. 하지만 성인 언어치료의 경우 화상으로도 충분히 좋은 서비스를 제
공할 수 있고 온라인서비스의 장점도 커서 앞으로 더 많은 수요가 있을
것으로 본다.

현재는 주로 성인을 대상으로 하고 있지만 온라인 치료가 꼭 필요한
아동 및 청소년들에게도 서비스를 일부 지원하고 있다고 한다. 앞으로
는 온라인상에서 소프트웨어로 할 수 있는 셀프 러닝 프로그램이나 표
준화된 언어치료 기록 관리, 진전 보고서 작성을 강화해서 더 좋은 서

비스를 개발할 수 있도록 추진하고 있다. 개인적인 친분은 없지만 언어 치료서비스를 새로운 차원에서 제공하며 한국 언어치료의 판도를 크게 바꾸어놓을 좋은 시도라고 생각해 응원하고 있다.

언어발전소와 같은 회사 외에도 외국에는 언어재활사를 전문적으로 고용해서 기관에 파견하는 용역회사가 많다. 학교나 병원에서 직접 언어재활사를 고용하지 않고 이런 용역회사에 고용된 치료사들이 파견 형태로 와서 일하는 제도이다. 우리나라도 점차 실비센터가 많아지면서 용역회사는 아니지만 사설 치료실에서 치료사를 관리해 병원으로 파견하는 사례도 있고, 사설 치료실이 통째로 병원 치료실을 맡아 위탁 운영하는 사례도 생겼다. 앞으로 보험제도가 더 정착하면 한국에서 치료사를 파견하고 관리하는 용역회사 형태는 더 발전하고 늘어날 것으로 생각한다. 이런 사업 영역도 언어재활사가 할 수 있는 새로운 형태의 사업이 아닐까 한다.

(제6장)

언어재활사의
직업병과

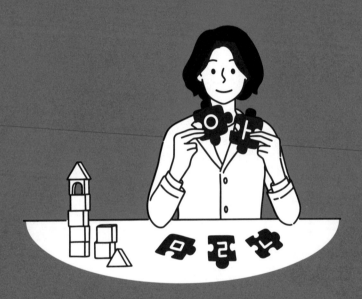

여러 어려움

성대결절 등의
성대 질환

남편: 이렇게 하니까 그랬대.

나: 누가? 그랬다는 건 무슨 뜻이야?

저녁 식사시간에 나는 남편과 종종 이런 대화를 한다. 맥락상 유추가 불가능한 것은 아니지만 굳이 따져 묻게 된다. 정확하게 말을 해주어야 마음이 안정된다고 하면 맞을 것이다. 그러려니 하고 대충 듣는 게 힘들다.

"샤과가 오늘 굉장히 좋아요. 샤과가 한 박스에 5만 원~"

틀린 발음이 무척이나 신경 쓰인다. 사과를 사려던 건 잊어버리고 그 발음만 듣고 있다.

분명 지금 치료실에서 언어치료를 하는 건 아닌데, 퇴근해서 개인의 삶으로 돌아왔는데, 나도 모르게 상대방의 말을 분석하고 계산해서 듣게 된다. 모든 직업이 그렇듯 이것도 직업병의 일종일 것이다. 듣는 것에 예민해지고 단어 하나도, 아니 조사나 연결어미, 종결어미, 발음조차 그냥 흘려보내기 어렵다. 며칠 전에는 구청 직원하고 통화하다가 "조금 전에는 말씀하실 때 선어말어미 '시'를 쓰셨는데…"라고 나도 모르게 불필요하게 자세한 설명을 해서 상대방을 당황하게 했다. 그냥 존댓말을 했다가 반말을 했다는 정도로 설명을 해도 되고, 사실 굳이 꺼내지 않아도 될 말이었는데 말이다.

때로는 이런 점이 중요한 계약서를 읽거나 은행 거래를 할 때는 꼼꼼하게 내용을 살필 수 있어서 좋을 때도 있지만, 개인적인 관계에서는 예민하고 까다롭다는 소리를 듣게 만들기도 한다. 물론 모든 언어재활사가 나와 같지는 않겠지만 이 직업에 경력이 쌓일수록 나와 비슷한 경험을 하는 이들이 많을 것이다.

일에 몰두하면서 생기는 이런 종류의 직업병 말고도 피하고 싶은 직업병이 여럿 있다. 그중 하나가 성대결절과 같은 성대 질환이다. 언어재활사가 일할 때 가장 많이 사용하는 신체 부위가 바로 성대이다. 가수, 성악가, 강사, 학교 선생님과 함께 언어재활사는 목소리를 많이 사용하는 직업군에 속한다. 하루에 최소 6~8시간은 끊임없이 말해야 한다. 가끔은 퇴근 후에 집에 와서 한마디도 하기 싫어질 정도다.

어떤 장애군의 환자를 주로 치료하느냐에 따라 목소리를 사용하는 양은 다소 다를 수 있다. 연령별로 생각하면 아동에게는 긴 문장을 말하는 빈도는 낮지만 크고 억양을 넣은 소리를 사용해서 집중시켜야 하고, 만일 아동이 말소리나 이름 부르는 것에 반응하지 않으면 목소리를 사용하는 비율은 더 높아진다. 또한 치료 후 부모님과의 상담시간에는 10분 안에 대단히 많은 설명을 해야 할 때도 있다. 성인을 치료할 때는 목소리 크기나 억양은 아동을 치료할 때처럼 신경 쓰지 않아도 되지만, 상대적으로 많은 양의 설명을 환자에게 해야 해서 목을 혹사하게 된다.

장애별로는 청각장애 아동을 치료할 때 성대 사용이 가장 많았던 것 같다. 목소리가 크다고 아동이 더 잘 듣는 것은 아님을 알면서도 어떻게 해서든지 치료시간에 아동이 듣게 하려고 목소리를 쓸데없이 크게 내기 일쑤였다. 그러니 1년에 한 번은 목소리가 안 나와서 결근했다. 오랫동안 청각장애 아동 치료를 하신 한 선배는 결국 만성 성대결절에 걸리기도 했다.

함께 일하는 치료사 중에서 일주일에 5일 이상 일하는 선생님들은 가끔 목소리 문제를 호소한다. 나는 다행히 음성치료 분야에서 일해온 덕에 성대를 이완하는 방법을 사용해 자가치료를 하기도 하지만, 모든 치료사가 음성치료 분야에서 일해본 것은 아니라 자칫 심한 음성문제로 이어지기도 한다. 어떤 때는 나조차도 목이 너무 쉬어서 말하기 어려워질 때도 있다. 특별히 목소리를 혹사하지 않아도 전날 너무 피곤하거나 운동을 심하게 하면 다음 날 목소리가 나오지 않아서 치료하기 어려운 경우가 많다.

말을 못 하면 직무 수행이 불가능할 수도 있어서 목 관리는 매우 중요하다. 게다가 한번 성대결절이 오면 만성질환으로 이어질 수 있다. 이 일을 오랫동안 하길 원한다면 가장 먼저 목 관리를 해야 한다.

💡 성대 질환을 예방하는 법

언어재활사를 위한 목 관리 방법

1. 하루에 2리터 이상 물 마시기

2. 목에 손수건 감기 (에어컨, 히터를 켜는 곳에서도 필요)

3. 짜고 매운 음식, 탄산음료 등의 섭취를 제한하기 (탈수 유발)

4. 목소리가 나오지 않을 때는 속삭이는 발성을 하지 말고 힘없이 말하기 (속삭이는 발성은 성대를 비벼서 질환을 악화하게 함)

5. 목소리가 좋지 않을 땐 등산이나 힘든 운동 제한하기

6. 숨을 자주 쉬면서 말하기 (숨 한 번에 너무 길게 말하지 않기)

7. 소리를 크게 내거나 높이 낼 때는 목을 쥐어짜지 말고 호흡을 사용하여 이야기 하기

8. 목이 좋지 않을 땐 흡연, 카페인 섭취 제한하기 (3번처럼 몸의 수분을 밖으로 배출하는 역할을 하므로 목소리가 좋지 않을 때는 무엇보다 피할 것!)

복식호흡을 하자!

사람의 호흡 방식을 흉식호흡과 복식호흡으로 나눌 수 있다. 흉식호흡을 하면 폐의 위쪽 3분의 1만 공기를 채워서 숨을 들이마실 때 가슴 부분이 나오게 되고, 복식호흡을 하면 폐의 아래쪽까지 공기를 흡입하게 돼 숨을 들이마실 때 폐 앞쪽의 장기가

밀려서 아랫배 부분이 나오게 된다.

이렇듯 흉식호흡에 비해 복식호흡을 하면 훨씬 많은 공기를 흡입하게 되어서 복식 호흡은 가수, 성악가, 연극배우 등 목소리를 사용하는 직업인들이 많이 사용하는 호흡 법이다. 성대 질환 환자들에게 복식호흡을 가르치는 것도 음성치료 분야에서 일하는 언어재활사의 중요한 업무 중 하나인데, 역으로 이 복식호흡은 치료사의 성대 질환을 예방하기에도 좋다. 다른 분야의 치료사들도 모두 복식호흡을 배워서 호흡을 사용해 말하는 법을 익히면 목이 쉽게 쉬어버리는 문제를 예방할 수 있다.

각종 상해

장애 아동의 학대 사례가 심각한 사회적 문제로 주목받고 있다. 과거와는 달리 몇 달에 한 번씩은 장애 아동의 학대에 관한 뉴스가 보도되는 것 같다. 언어재활사들도 매년 아동학대 예방교육을 받고 있는데 내가 언어재활사로 처음 일하던 시절에는 없던 교육이었다.

아동학대는 절대 있어서는 안 되는 일이다. 그런데 언어재활사가 치료실 안에서 아동의 행동을 말릴 때나 의도치 않는 신체적 접촉이 있을 때 자칫 아동학대로 오해받기도 한다. 아동이 치료사의 지시에 잘 따르면 이런 일이 없겠지만, 문제는 의사소통이 전혀 되지 않는 중증 장애 아동을 치료할 때다. 벽에 머리를 박거나 유리창에 물건을 던지거나 바지를 벗어 던지는 아이들이 있다. 부모님과 치료사를 꼬집거나 때리고 할퀴는 아이들도 많다. 이런 아이들과 치료를 진행할 때는 행동을 어느 정도 통제하지 않으면 치료 자체가 어렵기 때문에 특별한 주의가 필요하다.

아동학대에 대한 오해와는 별개로 이런 상황에서 치료를 진행하는 언어재활사들의 안전 문제도 이제는 생각해봐야 한다. 언어재활사들이 치료를 진행하면서 신체를 다치는 사례는 매우 흔하다. 치료 도중 아이가 머리로 받아서 잇몸에 피가 나거나 꼬집혀 멍드는 일은 다반사다. 몇 달 전에도 갑자기 흥분해서 옷을 벗는 아이를 말리던 동료 치료사가 손을 다쳐서 피가 나기도 했다. 흥분한 아이를 저지하다가 허리를 삐끗해서 장기간의 디스크로 이어지기도 한다.

꼭 직접적인 상해를 입지 않더라도 힘든 치료 후에는 집에 돌아와 몸살이 나서 잠을 이루지 못하거나 두통에 시달리기도 한다. 몇 년간 이런 아이들을 치료하다가 몸이 아파져서 일을 그만두는 치료사도 많다. 작년부터는 나에게도 목 디스크 초기 증상이 시작되었다. 치료를 많이 하거나 행동 통제가 어려운 아동을 치료한 날이면 심한 목 통증으로 잠을 못 이루기도 한다. 엄밀히 말하면 모두 산재처리 대상이지만 지금껏 이 일을 하면서 어쩔 수 없이 겪는 고통이라고만 생각해왔다.

항상 미안해하는 부모님들이 대부분이시기에 이런 일에 대해 부모님들에게 항의하는 치료사는 거의 없을 것이다. 하지만 아동에게 맞아서 다치고도 사과의 말 한마디를 못 들을 때나 장기간 이런 환경에서 일하다가 몸도 마음도 지쳐서 일을 그만두는 언어재활사들을 볼 때, 과연 이것이 언어재활사 개인이 일방적으로 감내해야 하는 일인가 하는 의문이 든다. 치료사가 아동을 위해 도움을 준 것들이 오해의 소지가 되어 소송을 당하는 사례도 있는 상황에서는 아동학대 문제는 물론, 치료사의 상해 문제에 대한 인식 변화와 더불어 적절한 매뉴얼의 필요성이 절실하다.

💡 언어재활사에게도 체력은 선택이 아닌 필수!

특정 부위가 아프거나 다치지 않아도 점차 나이가 들면서 체력 문제로 직무수행이 어려워지기도 한다. 어떤 이는 자신의 유튜브 채널을 통해 '언어재활사로 오래 일하기 위해서는 처음부터 꾸준히 운동해서 체력을 키우라'고 조언하기도 한다. 확실히 등산이나 다른 스포츠를 즐기는 치료사들이 비교적 오랫동안 별 탈 없이 일하는 모습을 보면 충분히 공감되는 내용이다.

게으름 때문에 운동에 소홀했던 나도 최근에는 목 디스크 때문에 줄넘기를 시작했다. 줄넘기가 디스크에 좋은 운동이라서가 아니라 그나마 내가 꾸준히 시간을 내서 쉽게 할 수 있는 운동이라고 생각했다. 운동을 주기적으로 하지 못한 대신, 나는 일하는 날에는 아무런 약속을 잡지 않는다. 이 일을 처음 시작한 30대 때부터 그랬다. 퇴근 후에 누군가를 만나면 다음 날 일할 때 체력에 큰 영향을 받았기 때문이다.

운동을 하든 나처럼 소극적인 방법을 택하든, 이 일을 잘하고 싶고 또 오래 버티고 싶다면 무엇보다 평소에 체력을 잘 관리해야 한다. 체력은 선택이 아닌 필수에 해당하는 영역임을 기억하자.

장애 아동 치료의
어려움

"바우처 서류 쓰느라 수업 준비할 시간이 없어요."

"아이어머니 때문에 너무 힘들어요. 인격 모독은 물론이고…."

"저는 이 일이 적성에 안 맞는 것 같아요. 출근하기 무서워서 숨을 못 쉬겠어요."

어떤 직업이든 직무로 인한 스트레스는 있다. 언어재활사들을 위한 인터넷 카페에 종종 올라오는 이런 글들은 다른 직업군이 모인 커뮤니티 게시판에서도 흔히 볼 수 있을지도 모른다. 어떤 직업이 스트레스가 더 많거나 적다고 말할 수는 없다. 하지만 언어재활사가 되기 전에 일반 회사에서 5~6년 정도 일해본 경험이 있는 나로서는 이 언어재활사 일에서만 받는 심리적 스트레스가 있다는 건 분명히 느낀다.

대표적인 것이 장애 아동을 치료하는 데에서 오는 정신적 스트레스다. 행동 문제가 있고 자해, 폭력, 자위 등을 하는 장애 아동을 치료하는 일은 절대 쉽지 않다. 가끔은 내가 일주일에 2~3시간 보는 이 아이를 매일 봐야 하는 부모님들의 삶을 떠올리며 정말 대단하다는 생각을 한다. 아이와 일주일에 몇 번 정도 만나는 언어재활사의 스트레스를 부모님에 비할 수는 없겠지만, 나의 업무가 아동을 보육하는 것이 아니라 언어능력을 향상시키는 것이라는 점에서 언어재활사의 일 또한 쉽지는 않다.

한때 자폐 아동을 하루에 5시간 넘게 매일매일 치료한 적 있었는데, 집에 돌아오면 나도 모르게 쉽게 화를 냈고 정신적 피로감으로 주말에는 잠만 자게 되었다. 치료 자체에 대한 압박도 크다. 중증 장애 아동일수록 아이가 좋아지는 속도가 느리거나 아예 좋아지지 않을 수도 있다. 이런 치료를 하는 것만으로 치료사는 무기력감을 느끼고 자존감이 낮아지기도 한다.

물론 지연이 있는 사람들을 돕는 이 직업을 선택했다면 어느 정도는 감수해야 하는 문제다. 이 일을 직접 선택하고서는 힘들다고 징징댈 수만은 없다. 그러나 이것을 치료사 개인이 모두 감당해야 할 문제로만 치부해버린다면 중증 장애인을 치료하려는 언어재활사의 수는 점점 줄어들 수밖에 없다. 실제로 '나는 자폐 아동은 치료하고 싶지 않다'라고 말하는 치료사들도 있다. 나는 그분들에게 사명감이 없다고 말할 수는 없는 문제라고 생각한다. 이 일을 한다고 해서 모두가 이런 고통을 감수하는 것이 당연하다고는 말할 수 없으니까.

보호자와의 의견 충돌
또는 갈등

내가 새내기 언어재활사일 때 가장 두려운 업무가 부모 상담이었다. 내 치료를 설명하는 것도 힘들었고 나의 실력을 의심하는 부모님들의 눈초리도 무서웠다. 진짜 서툴고 실력이 없는 새내기에게 이런 스트레스는 어쩌면 당연하다. 이용자들은 비용을 지불했고 따라서 그에 맞는 서비스를 제공받을 권리가 있다. 이런 스트레스를 이기면서 나의 실력을 갈고닦는 과정은 내가 감당해야 할 몫이다. 실력을 키우지 않은 채 무섭고 피하고 싶다고만 생각한다면 다른 일을 찾는 편이 나을 것 같다.

하지만 이 일을 한 지 15년이 넘었는데도 부모님들이 인격적으로 무시할 때, 치료 당일에 그만둔다는 문자 하나 남기고 아이와 사라져버릴 때, 보강 또는 결석 등의 문제로 이견이 있을 때, 열심히 치료한 결과가 항의로 돌아올 때면 나도 허탈감에 온종일 먼 산만 바라보게 된다. 이럴 때는 보통 집에 와서 폭식을 하거나 영화를 10시간씩 보고, 내 말을 이해도 못 하는 지인을 붙들고 2~3시간씩 이야기하는 것으로 나의 스트레스를 풀곤 했다.

몇십 년을 일한 나에게도 부모님들과의 이견을 좁힐 수 있는 이렇다 할 묘안은 없다. 논문을 찾아서 근거자료로 내밀기도 하고, 치료 장면을 녹화해서 내 의견의 정당성을 보여주기도 한다. 하지만 들을 사람은 듣고, 안 들을 사람은 안 듣는다. 묘책은 없는 것 같다. 그럼에도 세월이 지나다 보니 '보호자들도 그저 너무 힘들어서 그러는구나' 하고 공감할 수 있는 마음이 생겼다. 그 심정을 충분히 이해하고 공감하는 것이 비난하는 투로 말하거나 전문가인 척 가르치는 것보다 치료사로서 한 명이라도 더 설득할 수 있는 길이라고 느낀다.

타인의 아픔이
미치는 영향

심리치료를 하는 상담심리사들은 1년에 한두 번씩 의무적으로 심리 상담을 받는다고 한다. 누군가의 정신적 고통을 듣는 것은 그게 직업일지라도 나의 정신건강에 영향을 주기 때문이다. 이런 과정이 없으면 내담자의 문제에 지나치게 몰입하거나 자신도 모르게 우울증이 올 수 있다.

언어재활사가 상담심리사만큼 환자 또는 보호자의 정신적 고통을 들어야 하는 건 아니다. 그래도 아직 자신의 문제를 상담심리사에게 털어놓는 것이 익숙하지 않거나 그럴 여유가 없는 부모님들의 가정 문제, 아동의 학교 문제, 심지어 배우자와의 갈등까지도 때로는 들어주는 것이 우리 직업의 일이다.

상대방의 문제에 공감하고 마음이 많이 쓰일수록 그 문제가 내 삶에 영향을 미친다. 치료하는 아이의 언어능력이 쉽게 좋아지지 않을 때도 마음에 큰 짐이 된다. 밥 먹다 말고 문득 한숨을 쉬기도 하고, 꿈에 그 아이가 나와서 밤새 힘겨울 때도 있다. 언어재활사들은 이런 것을 객관적으로 처리하고 내 삶에 영향을 미치지 않도록 대처하는 훈련을 전혀 받지 않았다. 상담심리사 선생님들을 보면서 우리에게도 이런 제도의 도입이 시급하다는 생각이 들었다.

이미 말했듯이 일하는 과정에서 받는 심리적 스트레스를 오롯이 언어재활사 개인이 감당할 몫이라고 생각하는 것은 구세대적인 발상이다. 같이 일하는 한 젊은 선생님은 코로나19 사태로 생긴 청년심리지원 프로그램을 통해 상담받고 있다. 사실 코로나19로 인한 스트레스가 아니라 언어재활사 일을 하면서 겪는 직무의 어려움을 상담하고자 시작했다고 한다. 이런 제도가 모든 언어재활사들에게 지원된다면 정말 많은 도움이 될 것이다. 최소한 학교 커리큘럼에 이런 문제를 다루는 방법을 알려주는 강의 또는 특강이 반드시 들어가야 한다고 본다.

아직 제도가 따라가지 못한다면 개인들이 서로에게 도움을 줄 수도 있다. 바로 언어재활사들 간의 소모임을 갖는 것이다. 가족이나 친한 친구에게 치료사로 일하는 고충을 털어놓을 수도 있지만, 사실 직무에 관한 이야기는 같은 일을 하는 치료사들끼리 나눌 때 가장 공감할 수 있는 것 같다. 요즘은 현직 언어재활사들이 온라인상에서 함께 스터

디를 하거나 오프라인 소모임을 하는 경우도 많다. 혼자서만 안고 있는 문제를 함께 나누면서 생각지 못했던 실마리를 발견하게 될 수도 있고, 다른 치료사의 사례를 들으면 이후에 비슷한 상황에 처하게 됐을 때 대처하게 될 수도 있으며, 서로 격려하고 공감하며 함께 성장할 수도 있어서 새내기 치료사들에게는 더욱 추천한다.

언어재활사의 하루

언어재활사로 일하는 나의 아침은 조금 느리게, 오후와 저녁시간은 상대적으로 빡빡하게 흘러간다.

현재 사설 언어치료실을 운영하고 있기에 스케줄은 요일마다 다르다. 아침 일찍 치료가 시작되기도 하지만, 보통은 오후 1~2시에 본격적인 치료를 시작한다. 대부분 치료 1시간 전까지 출근하면 되어서 직장을 다닐 때처럼 출근을 위해 아침 6, 7시에 일어날 필요는 없다. 그렇다고 오전시간이 자유로운 건 아니다. 치료실 운영에 관한 업무가 늘어나면서 오전시간을 통째로 서류 작업과 전화 업무로 보내는 날도 많다. 따로 하는 유튜브 관련 일과 책 쓰기 그리고 치료 도구 구상을 하기도 한다. 한마디로 오전에는 잡무가 많긴 하지만 오후처럼 시간에 쫓겨 치열하게 일하는 것은 아니니 그래도 여유 있다.

치료실에 나가면 치료실 정리나 청소, 오늘 있을 치료 준비 등으로 시간을 보낸다. 오후 1시부터 7시 정도까지는 정해진 스케줄대로 타이트하게 움직인다. 치료는 보통 40분 단위로 이뤄지며, 치료가 끝나면 보호자와 10분 정도 상담한다. 그리고 10분 정도 휴식을 취한다. 이런 식으로 오후 6시 50분까지 마지막 치료와 상담을 마치면 그날 일과는 끝이 난다.

마치 고등학생의 오후 수업 시간표 같기도 하고, 학원 선생님 근무표 같기도 하다. 휴식시간 10분 동안에는 화장실을 다녀오거나 다음 치료를 위해 방을 치우기도 하지만, 대개는 부모님과의 상담이 길어지면서 휴식시간이 아예 없어질 수도 있다.

운영자가 된 후에는 쉬는 시간 동안 다른 치료실에서 일어난 문제들, 예를 들어 어머니가 결제 카드를 안 가져왔다거나 아이가 치료실에서 용변을 봤다거나 하는 문제를 해결한다. 갑작스럽게 요구받는 서류업무를 하거나, 관리실에서 오는 항의 전화 등의 문제를 해결하기도 한다. 가끔은 10분 동안 이렇게나 많은 일을 처리할 수 있구나 하며 놀라기도 한다. 직장생활을 할 때도 일이 힘들었던 것은 마찬가지였지만, 짧은 시간에 많은 에너지를 써야 한다는 점을 고려하면 사무직에 비해 체력 소모가 많다고 느낀다.

저녁 7~8시에 늦은 퇴근을 하면 할 수 있는 일이 많지 않다. 누군가를 만나기도 애매한 시간이라 곧장 집에 가서 저녁을 먹고 주부의 역할을 하면 잘 시간이다. 잠들기 몇 분 동안 오늘 했던 치료나 치료실의 문제에 관해 생각한다. 퇴근해도 쉬지 못하는 여느 직장인들처럼 머리가 복잡한 채로 잠이 든다.

이렇게 바쁜 하루하루를 보내고 있지만, 내게는 앞으로의 10년을 바라보고 준비하고 싶은 꿈이 있다. 책에서 잠시 언급했던 것처럼 언어치료에 도움이 되는 앱, 장난감, 영상 콘텐츠의 형태로 된 언어치료 도구를 개발하는 것이다. 이 책이 세상에 나올 때쯤에는 이것 중 일부라도 실행하고 있기를 바란다. 이 계획을 씀으로써 나 자신도 열심히 노력할 수밖에 없을 것 같다.

오래전부터 꿈만 꾸던 이런 상상들을 내가 실제로 진행하게 될 줄은 몰랐다. 한 기관에서 일하는 치료사로서 혹은 작은 치료실을 운영하는 운영자로서 이런 일들을 감히 실행하겠다고 결심하기도 어려웠다. 주류 사회의 광고 시스템을 거치지 않고는 나처럼 자본금 없는 개인이 만든 앱을 알릴 방법도 기회도 없었기 때문이다.

1인 미디어, 유튜브는 나에게 많은 길을 열어주었다. 여러 사람과 연결되고 그들과 교류하면서 나의 계획들을 하나하나 시험해볼 수 있었다. 앱이 출시된다면 내 유튜브 채널을 통해서 대중의 반응을 살피고 피드백도 들을 수 있을 것이다. 사용자들 역시 내가 올린 영상을 보면서 내가 어떤 치료사이고 어떤 생각으로 이 앱을 만들었는지 알 수 있을 것이다.

나의 이 꿈들이 성공할지, 실패할지는 이 글을 쓰는 시점에선 알기 어렵다. 지금 언어재활사가 되기를 꿈꾸는 사람들, 혹은 언어재활사로 일하는 사람들은 대부분 병원이나 치료실에서 일하기를 바라겠지만, 그럼에도 10년, 20년 후에는 내 머릿속에 상상으로만 존재하는 이 회사에 지원하는 것이 누군가의 꿈이 되는 날도 오리라 기대해본다.

마지막으로 사업성을 떠나 우리나라의 언어치료가 다음 단계로 도약하기 위해 나와 같은 무모한 도전을 하는 사람들이 더 많이 나오길 바란다.

언어재활사는 이렇게 일한다

지 은 이 우정수

펴 낸 날 1판 1쇄 2022년 12월 1일
1판 2쇄 2024년 4월 5일

대표이사 양경철
편집주간 박재영
진   행 배혜주
편   집 강지예
디 자 인 박찬희

발 행 처 ㈜청년의사
발 행 인 양경철
출판신고 제313-2003-305(1999년 9월 13일)
주   소 (04074) 서울시 마포구 독막로 76-1(상수동, 한주빌딩 4층)
전   화 02-3141-9326
팩   스 02-703-3916
전자우편 books@docdocdoc.co.kr
홈페이지 www.docbooks.co.kr

ISBN 979-11-979108-5-2(13510)

• 책값은 뒤표지에 있습니다.
• 잘못 만들어진 책은 서점에서 바꿔드립니다.